徒手療法
HOOK TECHNIQUE

深層筋の滑走制限を的確にフックして痛みと動きの改善を目指す

著者　土川 貴之

カナダ：オンタリオ州登録鍼灸師、
　　　　マニュアル オステオパス
日　本：柔道整復師、鍼灸師、
　　　　あん摩マッサージ指圧師

文化書房博文社

Contents

4

Chapter 1: イントロダクション

1．はじめに

　本書では、私がカナダ（トロント）で臨床を積み重ねて構築した「HOOK TECHNIQUE」につて紹介します。

　2008年、私は松本不二生先生（整形外科医　医学博士）の元で科学的な考え方に基づいて徒手療法を行うマニュアルメディスン（徒手医学）を学び、2014年、多人種都市トロント（カナダ）で、スポーツ障害と筋骨格系の痛みの治療院「J.CARE」を設立し、臨床を積み重ねてきました。J.CAREでは、マニュアルメディスンの治療体系と鍼治療を用いて、多人種の老若男女、そして、国際大会で活躍するトップアスリート（テニス、フィギュアスケートなど）の治療にも携わってきましたが、その中で「HOOK　TECHNIQUE」を用いた治療によって痛みの軽減に加えて、身体機能の改善にも効果的だという事が分かってきました。

　これまで、「HOOK TECHNIQUE」が神経や筋肉に与える影響については、国内外の複数の大学教授および研究者とディスカッションしてきた結果、筋・筋膜などの軟部組織に対して精度の高いアプローチする方法として有効なテクニックではないかと推察されています。

　そういった経緯を経て、特に日本で治療家を目指して勉強中の若手学生の皆様や既に治療家として活動している方々に、「HOOK TECHNIQUE」を知って頂きたいと決意し、本書を出版することにしました。

　「HOOK TECHNIQUE」が臨床場面で有効に活用され、治療家やクライアントのみならず彼らを支える多くの方々のお役に立てれば幸いです。

2023年10月　土川　貴之　J.CARE -Japan Sports Medicine & Wellness Clinic-
　　　　　カナダ：オンタリオ州登録鍼灸師、マニュアル オステオパス
　　　　　日　本：柔道整復師、鍼灸師、あん摩マッサージ指圧師

（1）HOOK TECHNIQUE が発展した経緯

　トロントに移住後、はじめは多くの人種が集まるこの街で、自分の技術が
どこまで通用するか不安でした。臨床を開始して間もなく、東京で修得した
ASTR (Active Soft Tissue Release) を含む『マニュアルメディスン』が、体
型や体格に関係なく全ての人種に有効であることを確信しました。

　そして日々治療にあたる中、縁もありフィギュアスケーター、バレリーナ、
アシュタンガヨガ講師など、並外れた柔軟性を持つアスリートを治療する機会
が多くありました。高い柔軟性を持つアスリートに共通していたことは、その
他の競技アスリートと比べて可動域が圧倒的に広く、組織の滑走性も非常に高
いことでした。そのような組織を捉えることはより難しく、初めは滑走性の高
い組織を確実に捉えることに苦戦し、特殊な軟部組織構造に対して確実に効果
を出すには、より精度の高い技術が必要であることに気付かされました。その
一方で、やり方を創意工夫することで更に改善させられることにも気付きまし
た。それからは、組織の滑走性が高い方に対しても確実に効果を出すために、
日々技術の精度を高めることを探求していきました。

　その試行錯誤の中で発展させたものがHOOK TECHNIQUEです。

　HOOK TECHNIQUEは柔軟性の高いアスリートだけでなく、競技や体格に
関係なく全ての方に有効です。著者自身、HOOK TECHNIQUEへ発展する前
と比較して、より顕著に、安定した効果を得られるようになりました。

（2）治療技術を修得するための心構え

　治療家として高い水準の治療技術を修得するためのプロセスは、トップアス
リートの技術修得と共通する点が多く、簡単な道のりではないかもしれませ

ん。しかし、アスリートは短い選手生命と隣り合わせであるため上達スピードが求められるのに対して、当技術は長い治療家人生において『生涯技術』の基礎の構築であるため、時間をかけてでも高い水準の治療技術を修得すべきです。簡単には身につけられないということは、誰にも簡単には真似できない一生モノの財産になることでしょう。アスリートは限られた時間の中でトーナメントの頂点に立つことで成功を修めるのに対し、治療家は時間をかけてでも患者ひとりひとりの身体の特徴、組織の性質の細かな違いに対応できるよう、幅広い技術と知識を身につける必要があります。そのためにも大切な基礎となる技術をここで学んでいただきたいと思います。

　今後AIが急速に発展して、幅広い分野で機械やロボットが普及することが予想されます。だからこそ、ヒトの手でしかできない精度の高い技術は今後もますます需要が高まるでしょう。また、世界中どこへ行っても、言葉が通じなくても、どんな経済情勢になっても、必要とされる技術を身につけることができれば、腕一本で道を切り開いていけるはずです。

（3）なぜフックを行うのか？

　難治性の筋・筋膜由来の痛みの原因は、深い筋肉に潜んでいることが多いです。深い筋肉は触診が難しく、単に表面から押しただけの触診では見つけにくいため、見落とされてしまうことがしばしばあります。その結果、痛みが長引き慢性化してしまいます。例えば、殿部に疼痛を訴える患者がマッサージに行っても改善が認められなく、病院に行ってレントゲンを撮ってみたところ、股関節の隙間が少し狭くなっているから変形性股関節症の診断を受けて来院。深部の硬まった小殿筋を治療すると痛みや動きが改善されるケースは少なくありません。これは変形性股関節症も少なからずあったかもしれませんが、それが痛みの原因ではなく、小殿筋が痛みの原因であったと言って良いでしょう。浅層組織へのアプローチは比較的容易に行えますが、熟練技術を必要とされる深層アプローチは様々な治療を受けたが治らない、いわゆる慢性化した痛みの原因となる隠れた深部トリガーポイントの見落としを防ぎ、治療を可能にしま

す。

（4）フックの精度

　世の中には筋・筋膜を押さえてストレッチする同様のアイディアの手技テクニックが存在します。ART (Active Release Technique), STR (Soft Tissue Release), Muscle Medicine, そして私の恩師が考案したASTR (Active Soft Tissue Release)などです。それぞれ細かいコンセプトに違いがあるかもしれませんが、筋・筋膜をストレッチするという点は共通しています。これらのアイディアはシンプルですが、型や外観は同じように見えても、受けてみると熟達者の技術と見様見真似でおこなっている人の技術では雲泥の差があり、結果にも当然違いが出てきます。その差はフックの精度によって決まります。フックの精度を高め、的確に目的の組織を捉える技術を身につけることで、上記のテクニックのレベルが格段に上がり、より効果的に使いこなすことができるようになるでしょう。

２．特徴

（1）HOOK TECHNIQUE に必要な５つの技術

　当技術を修得するために５つの技術が必要になります。①組織の性質・状態を感じるモニタリング、②介入に必要な皮膚のあそびをとる、③深筋膜へ到達するまでのディープニング、④的確に芯を捉える、⑤組織を引っ掛けて、筋の走行に沿って制限の方向に癒着を剥がすフック。これにより深筋膜の正常な滑走システムを取り戻し、疼痛の軽減、動きの中での抵抗感、関節可動域の改善を図ります。

（2）皮膚、表層筋および深層筋へのアプローチ

　患者の身体に力が入ると力比べのようになってしまい、深層筋に到達できない経験はセラピストであれば誰もが経験したことがあると思います。深層筋に

アプローチするために圧力が強すぎると、皮膚が抓られるような痛みや、その表層筋が圧迫されることによる痛みは不快なもので、患者は耐えられなくなってしまいます。当技術では、主に肘を使うことで指では難しい深層筋の深筋膜の触診と持続的なアプローチを可能にします。深部にあり関節運動が難しい多裂筋に対しても有効です。関節運動が可能な深層筋に対しては、表層筋が緩むポジションで行うことで、過度に強い圧力のマッサージで起こりうる内出血や骨化性筋炎などのリスクを回避し、表層組織への圧迫の痛みなく深層筋へアプローチが可能になります。

（3）施術者のメリット

　正しいHOOK TECHNIQUEを修得すれば、非力な治療家であっても、筋量の多い多人種のアスリートに対しても的確な治療をする事ができます。修得すれば身体が小さく非力な人でも身体が大きく筋肉隆々の多人種のアスリートにも、疲弊することなく効果を出すことができます。

（4）治療時における安全性について

　当技術は原則として重心を支持基底内に残したまま操作を行います。例えば、腹臥位で腰部の筋肉へアプローチする際、反対側の治療部位をディープニングしながら施術者側へ向かって引き寄せ、その方向へ力を伝えるアプローチが基本となります。（写真1）。原則として、患者へ施術者の体重をかける（重心が施術者の支持基底面の外側にある）押し方や、施術者の体重を患者の方向へ移動しながら押すことはありません（写真2）。これによりChapter 6：緊急時のリスクを最小限にするにはで後述しますが、瞬時に圧を解除できるポジションであるため、患者の安全に配慮することができます。

　外観が患者の方向へ押しているように見えていたとしても、脚幅を広くとり膝を曲げ、腰を落とすことで充分な支持基底をつくり、施術者の重心は支持基底内に留めておきます（写真3）。そして患者の身体を操作することで体重を使って押すことなく、施術者のコンタクト部位を必要な深さや方向へアプロー

良い例

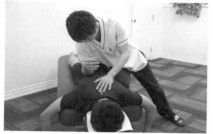

写真1：体重は自分の脚に残したまま引き寄せる

悪い例

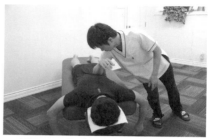

写真2：体重を患者に預ける押方

良い例

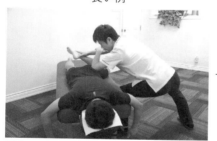

写真3：腰を落とし充分な支持基底を確保

良い例

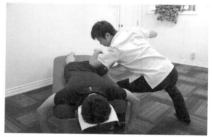

写真4：重心を支持基底に残したまま操作

チすることができます（写真4）。

（5）深層筋の繊細な触診と治療

　当技術の修得する上で、軟部組織の制限を判断するために身体の一部で『モニタリング』を身に付けることが第一段階になります。初めは指の感覚を養い、アプローチするコンタクト部位（主に肘など）でもモニタリングをできるよう養います。肘のモニタリングを身に付けることで、深層筋の制限の部位、範囲、深さや方向を特定し、制限の性質や状態、患者の感じ方に合わせて微調整し、道具や機器使った方法では難しいヒトならではの繊細な触診と治療を同時に行うことが特徴です。

　また、ゆっくり深層へ介入していく技術であるため、表層組織を傷つけてし

まうことによる内出血を防ぎ、表層組織の圧迫の痛みに細心の注意を払い、患者の安全に配慮することが可能です。

3．方法

　HOOK TECHNIQUEの理論をしっかり理解したうえで、実習を繰り返すことが上達するためにとても重要です。

　HOOK TECHNIQUEの実習は、組織の質感を感じ取る『モニタリング』、『皮膚のあそび』をとる、深筋膜へ到達するための技術『ディープニング』、『芯』の捉え方、『フック』の修得が主な内容になります。

　これらを修得するための練習では身体のバランス・姿勢を保つための体幹筋、『ディープニング』する時に患者の組織からの反力に対して各関節を安定させておくための筋力、自由自在に操作するための身体の使い方を養います。使えていない筋肉があれば日頃から使えるように意識します。『モニタリング』に関しては組織の質感を感じ取り始めるまでに数年かかるかもしれませんし、長く続けていると常に進化し続けるでしょう。著者自身も日々の臨床を通じて感じ取れるものが増え、進化しています。

（1）上達スピードの個人差

　HOOK TECHNIQUEを修得するまでに費やされる時間には、個人差があります。

　人には其々の特性があり、生まれ持った才能（感覚神経、運動神経の発達）、スポーツ経験の有無（アスリート経験者の中には分析力の高さと体の使い方が優れていると、一目で見ただけで自分の体に取り込み、体現することができる人もいます）、現在の生活習慣（運動習慣の有無）、練習量（感覚を磨くには、時間を実際の実技練習以外にどれだけ脳へ繰り返しインプットさせられるか）などが含まれます。

　これらの要素以外に、技術修得に対して情熱があるかどうかも大切なこと

16

で、情熱は上記のどの要素をも上回ることが期待できます。好きで夢中になることができれば上手くなるための努力を苦なく楽しみながら取り組むことができます。努力を努力と感じず自然に練習量が増え、高頻度に脳へインプットし続けることができれば、上達スピードは早くなるでしょう。

　上達スピードに個人差はあるものの、練習を繰り返し行い、臨床に取り入れ、長く使い続けることで必ず身につけられる技術であるため、諦めないでいただきたいです。長い目でみれば、苦労して身につけた人ほど安定した技術を得ることができるでしょう。なぜなら、苦労した人はたとえスランプに陥ったとしても、それまで創意工夫した様々な方法により修正の仕方を知っているからです。逆に言えば、指導者から言われたことだけやっていては上達できません。指導者の意図を汲み取り、自分の体にあった方法を見つけるなど、自ら創意工夫することも必要です。

Chapter 2: 筋・筋膜について

１．層構造の理解

　深筋膜の操作に必要な身体の層構造の理解を深めます。

　人間の身体は玉ねぎのような層構造をしています。浅いものから順に、表皮
→真皮→皮下組織（浅層脂肪組織と浅層皮膚支帯→浅筋膜→深層脂肪組織と深
層皮膚支帯）→深筋膜→筋外膜→筋（表層筋→中層筋→深層筋）となります。

（１）浅筋膜がある皮下組織
A）浅層脂肪組織と浅層皮膚支帯でできた浅層

　真皮から浅筋膜へ垂直に走るコラーゲン線維束の皮膚支帯が皮膚と浅筋膜を
固定し可動性が少なく、表在の神経や血管、リンパ管を含む脂肪小葉が存在し
ます。

B）浅筋膜がある中間層

　皮下組織の中間層にある浅筋膜は、皮膚と深筋膜の間に存在するコラーゲン
線維とエラスチン線維を含む皮下疎性結合組織で、ほぼ全身を連続的に包んで
います。自律神経と関連して内部臓器の機能や恒常性に寄与すると言われてい
ます[1]。

C）可動性が高い深層脂肪組織と深層皮膚支帯でできた深層

　浅筋膜から深筋膜へ斜めに走る皮膚支帯は、皮膚が外部からの刺激で伸張さ
れる際、深筋膜中の固有受容器が過剰に興奮しないように働きます。また、筋
が収縮する際、深筋膜に伝わる伸張は深層脂肪組織と浅筋膜により緩衝され、
皮膚を同調させずに皮下を容易に滑走します。強い伸張や衝撃に耐え、あらゆ
る方向へ滑走することが可能です。これは深筋膜を横断する神経や血管の保護

のため重要であり、これらの構造は皮膚における外部刺激から受ける感覚と深筋膜における深部感覚との分離の役割を担っています[2]。

（2）深筋膜の解剖と生理

　筋膜は5種類に分類することができます。皮膚の下の皮下組織にある浅筋膜、筋肉の上を覆っている深筋膜、筋肉の表面にある薄い筋外膜、筋外膜が筋肉内に入り込んで筋の束を包む筋周膜、その束の中で筋線維一本一本を包んでいる筋内膜があります。深筋膜の厚さは約1mmで、3層で成り立っています。各層は縦・横・斜めと線維の方向が異なっており、それぞれの線維に沿って滑走します。また、深筋膜は、膜に強度と形態を与える役割のコラーゲン線維、膜の伸張性と形状記憶に寄与するエラスチン線維、その間隙を埋める主成分がヒアルロン酸で水溶液状の細胞外基質により構成されます。深筋膜内には筋自体よりも多くの感覚受容器が包理していることが報告されています[4]。

　一つの筋の深筋膜は一つの筋で終結するのではなく、関節を超えて隣接する

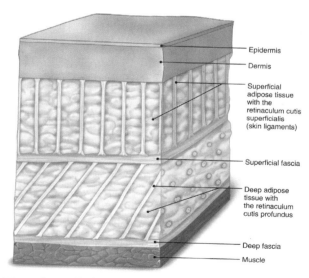

図1　皮下組織（文献3より引用）

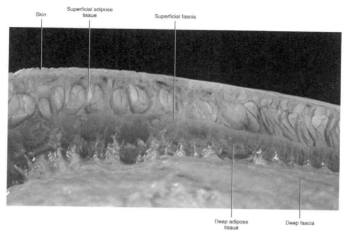

図2　大腿部の皮下組織（文献3より引用）

別の筋の深筋膜と連続しています。また、筋繊維は腱に移行するのみでなく深筋膜や筋間中隔にも付着しています。そのため、深筋膜は連続して入り込んでいる筋外膜・筋周膜・筋内膜とともに、一つの筋が発生した張力を、筋膜ネットワークを通して関節を越えて別の分節の筋へ伝えることを可能にします[3]。

2．筋膜の滑走システム

　深筋膜のコラーゲン線維とエラスチン線維は網目のように配置されており、その間隙はヒアルロン酸が主成分で水溶液状の細胞外基質で満たされています。波状のコラーゲン線維の膜が3層構造を形成し、さらに各層の間には、ヒアルロン酸が主成分の疎性結合組織が存在する。この薄層が潤滑剤となり、各コラーゲン線維層の滑走システムを作り上げています。（図3）

　深筋膜のヒアルロン酸は身体の状態によって変化し、粘度が上昇すると膜の可動性の低下に繋がります。小川によると[1]、ヒアルロン酸の粘度が上昇する原因として、外傷や不動によるものと、オーバーユース（筋中に乳酸が蓄積することによるpHの低下）によるものを挙げています。

20

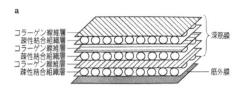

コラーゲン線維層
疎性結合組織層
コラーゲン線維層
疎性結合組織層
コラーゲン線維層
疎性結合組織層

深筋膜

筋外膜

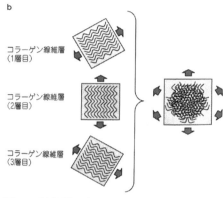

コラーゲン線維層
（1層目）

コラーゲン線維層
（2層目）

コラーゲン線維層
（3層目）

図3　深筋膜の多層構造（文献1より引用）
　a コラーゲン線維層と疎性結合組織層
　b コラーゲン線維層の走行

これらの要因でヒアルロン酸の粘度が上昇すると、コラーゲン線維とエラスチン線維の自由な動きは制限され、コラーゲン線維膜の滑走も障害されることとなります。

さらに、その滑走の障害は、深筋膜内の固有受容器の感受性に変化をもたらし、疼痛などの症候として現れます。

ヒアルロン酸の粘度の上昇による深筋膜の滑走障害は当テクニックを用いてアプローチすることができます。深筋膜内のヒアルロン酸の特徴として、温度が35〜40℃に達すると粘度が低下します。また、ヒアルロン酸の粘度が上昇する原因は分子量が大きくなるためですが、機械的ストレスを加えることによって小さな重合体へと戻り、粘度が低下するという性質があります[5]。

これらの性質を利用して、深筋膜に穏やかな圧と伸張などの機械的ストレスを加え、さらにその刺激により熱を引き出してヒアルロン酸の粘度の低下をもたらします。

つまり深筋膜にアプローチするHOOK TECHNIQUEも、これらの科学的根拠によって、深筋膜の滑走の改善を図ることができると考えています。

本チャプターでは、フックを修得するために必要な知識情報として、筋膜について紹介しました。より知識を深めたい方は参考文献を参照してください。

注記・参考文献
1）小川大輔：筋膜の生理と病態，臨床スポーツ医学 第35巻第5号：444-447, 2018.
2）吉田篤史：筋膜の解剖と病態，臨床スポーツ医学 第35巻第5号：441-442, 2018.
3）Carla Stecco: Functional Atlas of the Human Fascial System 1st Edition, Kindle Edition, Churchill Livingstone, 22, 2014.
4）*Stecco C: Deep Fasciae. Functional atlas of the human fascial system, Hammer Wed, Churchill Livingstone, London: 88-91, 2015*
5）Noble PW: *Hyaluronan and its catabolic products in tissue injury and repair.* Matrix Biol 21: 25-29, 2002.

Chapter 3: モニタリング

１．モニタリングとは

　『モニタリング』は当技術の修得において最初に取り組む必要不可欠な技術です。組織の性質・状態を感じ取り、どこに、どの範囲で、どの深さに、どの方向に制限による抵抗感があるかを見つけます。HOOK TECHNIQUE を継続的に練習し使い続けることで、後述する４つの技術が上達するにつれて『モニタリング』として感じ取れるものも常に変化していき、それぞれの技術は相乗的に向上するでしょう。

（1）患者が受け入れやすいコンタクト方法

　まず肩の力を抜き、自分が緊張していないことを確認します。自分の精神的緊張、身体的筋緊張はともに動きの硬さを通して患者にも伝わり、患者も緊張してしまいます。まずは自分がリラックスすることが大切です。

　慣れないうちは、マッサージや指圧の基本手技である軽擦法を使うのも良いでしょう。患者に安心を与えるとともにセラピストにとっては周囲組織の質感を把握することができる一つの方法です。末梢の力を抜き包み込むように広くコンタクトします。

　深層筋の深筋膜の性質・状態を触診コンタクト部位に隣接する関節（指ならIP関節、肘なら肘関節）周囲の筋肉（指なら浅・深指屈筋、肘なら上腕二頭筋・三頭筋、前腕屈筋・伸筋群など）は可能な限り力を抜き、感じ取ることに意識を集中します。

（2）手掌の使用

　指を含め、手の平全体、または手根部は浅い組織へのコンタクト、アプローチに適しています。接触面が広いため広い範囲に治療することが可能です。治療のはじめに用いると患者に安心を与えるでしょう。

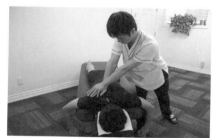
手掌による中部僧帽筋へのアプローチ

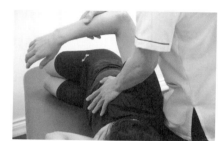
手掌による大胸筋へのアプローチ

（3）指の使用

　母指や四指の指腹および指尖部は神経学的に見て、もっとも敏感なため触診に適しています。しかし、耐久面ではもっとも酷使させてしまう部位で、治療家にとって致命的とも言える怪我になりかねないため、使用方法に注意が必要です。

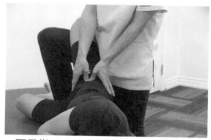
両母指による小殿筋へのアプローチ

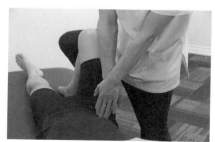
四指による腸骨筋へのアプローチ

（4）肘から前腕の使用

　肘から前腕にかけて、部位の形状に合わせてあて方を柔軟に変えることで、安定した圧を加えることができます。多裂筋など深部筋は肘頭の内側の尖った部位でコンタクトすることでより深部へ、大腿前面など敏感な部位は前腕内側を広くコンタクトさせることで不快なくアプローチすることができます。

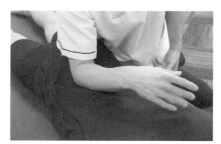

肘による多裂筋へのアプローチ

２．肘を多く使用する理由

（1）脱力してモニタリングに集中できる部位

　モニタリングを行うにはコンタクト部位が脱力する必要があります。脱力できているほど感じることに集中でき、患者の身体からより多くの情報を受け取ることができます。当技術は深層筋の深筋膜への到達（ディープニング）をおこない、深層筋の深筋膜の性質・状態を触診（モニタリング）し、さらにコンタクト部位をその深さに留めたまま治療アプローチを行います。そのため、ディープニングを持続しておく間、患者の組織からの押し返しに対し、コンタクト部位は脱力できていて、その深さに滞在し続けられる部位でなければなりません。したがって、より耐久性の高い肘による介入が最適であると考えます。介する関節の数が少ないほど使う筋肉が少なく、モニタリングを継続しながらアプローチを可能にするため、修得するとより精度の高い治療が期待でき

ます。

（2）施術者の関節への負担減少

　母指に焦点を当てると、ディープニング（筋肉に対して垂直方向）する際に、その軸圧上にCM関節、MP関節、IP関節の少なくとも３つの関節を安定させなければなりません。これらの関節を安定させるための周囲の筋肉を使うことにより、モニタリングの感覚は低下してしまいます。実際のディープニング（筋肉に対して垂直方向）を保ったままフック（筋肉に対して水平方向）する動作では、手指のCM関節、MP関節、IP関節に加え、手関節、肘関節、肩甲上腕関節、肩甲胸郭関節と７つの関節を介し、それらを固定するための筋肉が働くため、モニタリングはさらに散漫になるでしょう。また、ディープニングを（筋肉に対して垂直方向）保ったままフック（筋肉に対して水平方向）を加える動作は施術者の関節に対して剪断する方向へ力が働き、手指のCM関節、MP関節、IP関節の靱帯の統合性に負担をかけて、最終的には関節にも負担をかけてしまいます。さらに、レバーアームが長くなることによって指や腕だけでなく肩甲帯と体幹の筋肉にもより大きな負担がかかります。

　それに対して、肘によるディープニングは肘関節周囲から末梢にかけて筋肉が脱力することにより、モニタリングに集中することができます。ディープニング（筋肉に対して垂直方向）を保ったままフック（筋肉に対して水平方向）する動作では、その軸圧上には肩甲上腕関節、肩甲胸郭関節の２つ関節のみを介し、肩甲帯の筋肉と体幹筋～からだ全体とより大きな筋肉を使うようになるため、耐久性にも優れていると言えるでしょう。

（3）コンタクトが柔らかい

　一般には肘によるアプローチは見た目が乱暴に映るかもしれません。使うとすれば身体の大きな人や、指では対処できないような硬い組織に対しての『最終手段』とネガティブなイメージがあるかもしれません。意外かもしれませんが、深部組織へのアプローチの際、熟達者による肘のコンタクトは指よりも柔

らかく、安定した圧を持続することができます。これは上述したように指よりも脱力できる肘でコンタクトすることが可能なためだと考えます。詳しくは Chapter 4: 皮膚のあそび と Chapter 5: ディープニング で後述します。

　＊初学者が行うと組織を傷つけてしまう危険性があるため、指導員のもと充分な練習が必要です。また、本来人間の触覚受容器は肘よりも手指の方が密に分布しており敏感です。肘の感覚モニタリングが出来上がるまでは母指の方が感覚・器用さともに上回り実用的なため、手指の使用が一般的であり、初学者はまず手指の感覚を養うことから始めると良いでしょう。手指の感覚については習得済みであることを前提とするため、ここでは省き肘による介入方法にフォーカスします。

（４）肘ならではの深部組織への滞在

　当技術を修得するまでに時間がかかるのは避けられないですが、繰り返し練習を行い、肘のモニタリングができるようになれば、やがて、深筋膜の触診において手指による触診よりも上回るようになり、上述したように手指では難しい深層筋の深筋膜への長時間の滞在や、腱や腱鞘、腱の付着部など細かな部位へ応用することもできるようになるでしょう。さらに、モニタリングしながら術者の身体により負担が少なく力を伝えることができるため、組織を捉えながら自在に工夫し発展させることが可能です。

Chapter 4: 皮膚のあそび

1．皮膚のあそびとは

　皮膚のあそびは、Chapter 2: 層構造の理解で述べたように、解剖学的にみると三層ある皮下組織の中でも特に深層は可動性が高く、浅筋膜から深筋膜へ斜めに走る皮膚支帯によって強い伸張や衝撃に耐え、あらゆる方向へ滑走することを可能にしています。

　この性質を確認するために、実際に皮膚に指で触れて前後左右に動かしてみると動きがあるのを感じられます。これをここでは『皮膚のあそび』と呼びます。自分の前腕部を、反対の四指を使って軽く押さえた状態で前後左右・斜めに動かしてみると、正常であれば皮膚が皮下組織を通して全方向に自由に動く『あそび』を確認することができます。わかりにくければ、皮膚をつまみ上げた状態で四方八方へ動かしてみると、よりわかりやすいでしょう。

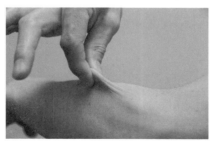

皮膚をつまみ上げて動かし、『あそび』を確認

２．なぜ皮膚のあそびを取るのか

　皮膚のあそびは患者側と施術者側（肘）両方に存在します。この双方の皮膚のあそびにより、たとえ肘を正しい位置に置き、正しい方向にディープニングを進めたとしても、肘は四方八方にずれてしまい、安定して芯に向かって深めることは難しいです。例として、肘を90度屈曲位で自分の大腿直筋の筋腹に沿って置き、真上から垂直に押してみてください。きっと、グラグラして安定しないでしょう。患者と施術者双方の皮下で、可動性のある皮下組織が滑走してしまい、施術者は肘を安定した状態で目的の筋を固定することができないことが問題となります。特に、患者腹臥位で最長筋など表層筋の筋腹の頂上から芯に向かって沈めようとする場合、ディープニングは難しいです。このように、皮膚のあそびを残したまま、目的の筋肉の芯に向かって正確にディープニングを進めることが難しいため、皮膚のあそびをとることは重要なポイントとなります。

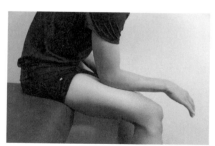

大腿直筋を皮膚のあそびを取らずに肘
で押そうとすると安定しない

３．皮膚のあそびをとる方法

　皮膚のあそびをとる方法としては、まず肘関節は90度に保ち、患者の皮膚へコンタクトします。次に、肩甲骨および肩関節を操作して、筋の走行に沿っ

て一方向（起始方向または停止方向）へ患者の皮膚と自分の皮膚が滑らないように動かしていきます。皮膚のあそびの可動範囲は限界があるため、双方の皮膚のあそびの最終域で肘はより安定します。細かくみていくと、肘を動かすことで両者の皮膚が滑走しますが、まずは施術者の皮膚のあそびがなくなります。そのまま同方向へ肘を進めていくと、患者の皮膚がさらに滑走して、やがてそのあそびがなくなり安定します。この皮膚の滑走がなくなり安定した状態が、皮膚のあそびがとれたということです。あくまでも目安ですが、双方のあそびを取るのに正常の大腿前面であれば5 cm程度のあそびがあるでしょう。また、あそびをとった後の肘の位置は、ディープニングを進めていく部位になくてはなりません。逆に言えば、まずディープニングを始める肘の位置を想定して、それから皮膚のあそびをとるために、どの位置から肘をスタートするかを考えなければなりません。

　このようにして皮膚のあそびをとった状態で、もう一度大腿直筋を垂直に押してもらうと、あそびをとらずに押すよりもはるかに安定してディープニングができるでしょう。

Chapter 5: ディープニング

1．ディープニングとは

　『ディープニング』とは一言で言うと、体重を使わずに深層筋の深筋膜への到達方法です。深筋膜へのアプローチの仕方は、圧迫していくというよりも、深める・沈めるという動きです。デジタル大辞泉によると、圧迫という言葉は『強く押しつける』[1]の意味合いがあり、この過程においてはむしろ強く押し付けてはならないため、不適当です。深める・沈める動きであるため、ここでは『ディープニング（Deepening）』と表現します。

（1）構え・立ち位置の決定

　深筋膜へ到達するには、体重を使うのではなく、＊肩甲帯を下制する力で沈めていきます。患者へコンタクトする以外の部位、通常は両脚の2点支持、3点支持の場合は反対の手で体重を支え、原則として、重心が支持基底面からはみ出ることはありません。できるだけ患者へのコンタクト部位と自分の重心を近づけ、立ち位置を決定します。

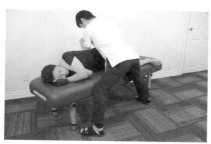

両脚2点支持

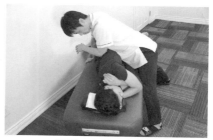

両脚・右手3点支持

　　＊運動学的な肩甲骨下制とは限らず、施術者の体勢によって変動するため、
　　ここでは目的の組織に対して肩甲帯の下制とします。

（2）肘頭のやや尺側を使う

　　肘のコンタクト部位は肘頭のやや尺側寄りを、尺骨はできるだけ寝かせて使
用します。

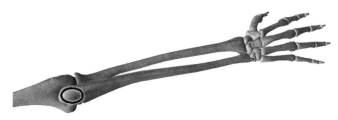

肘のコンタクト部位

　　肘頭内側は軟部組織が比較的少なく骨が皮下に露出しており、余分な組織が
絡まってくるのを最小限に抑えることができるため、肘部ではモニタリングを
行うのに最も優れています。練習生が拳を握りしめて腕全体に力が入ってしま
うのは典型例ですが、肩甲骨を安定および操作する筋肉以外の、それよりも遠
位の筋肉は脱力し、肘のコンタクト部位から得られる感覚情報に集中します。

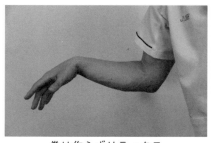

拳は作らずリラックス

（3）注意すべき点

　ディープニングを進めるにつれて、コンタクトすべき部位以外の、特に肘頭外側から橈骨頭周辺にも患者との接触面が広がってしまいやすいので注意しなければなりません。これは肩甲帯の下制によるディープニングができないため、体重を使って押すと肩関節が内転してしまうことによって起こります。（写真：悪い例）

　その結果、表層組織を巻き込んでディープニングしてしまい、患者に皮膚をつねられたような不必要な痛みを与えてしまいます。それだけでなく、皮膚や皮下組織に過度の緊張がかかってしまい、周囲の毛細血管を傷つけ内出血を引き起こしてしまう原因にもなりえます。多裂筋へアプローチする際は内転位でディープニングすると肘頭が棘突起にあたり、患者へ不快な痛みを与えるため注意が必要です。

　上腕骨は垂直線よりも軽度外転位にセッティングし、肩甲帯下制時に患者の組織からの外転方向への押し返しに対して、軽度外転位を保つために内転方向へ力を働かせながらディープニングします。こうすることで常に肘頭内側によるディープニングが可能になります。（写真：良い例）

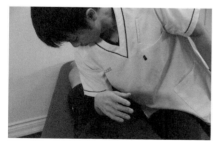 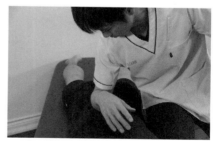

悪い例：肩関節内転位：肘頭が棘突起　　　　　良い例：肩関節軽度外転位を保つ
　　　　にあたってしまう

（4）繰り返し練習の必要性

　表層組織の巻き込みなどによる患者へのリスクを避けるために、肘のモニタリングが非常に重要となります。肘の感覚を研ぎ澄まして皮下組織の状態を感知し、繊細に肘を操作してより細かい単位で皮下組織のあそびをとっていきます。さらに周囲の不要な組織の絡みを避けながら、ディープニングを進めていかなければなりません。言うなれば、肘を操作して患者の皮下組織の抵抗に逆らわず、深筋膜を捉えるまでの『道』を作っていくのです。

　＊　　本来、神経学的に指よりも感度の低い肘で、これらの感覚や細かい操作を養うには時間がかかるかもしれません。また、ここでは初学者にわかりやすくするために順序立てて書いていますが、実際の現場では状況に応じて応用することも多いです。これらの感覚と技術を修得するためには、繰り返しの実技練習と経験が必須となります。

2．表層筋と深層筋の深筋膜へのアプローチの違い

　表層筋の深筋膜と深層筋の深筋膜ではディープニングの仕方は異なります。深層筋は表層筋に覆われているため通常の触診では的確に触れることが難しいです。ここでは、ディープニングする過程で、コンタクト部位に表層組織が絡んでくることによる不必要な痛みを患者に与えず、深層筋へコンタクトするにはどのようにディープニングしていくかを見ていきます。

　＊深筋膜は解剖学的区分として腱膜筋膜と筋外膜に分類でき、深層筋の場
　　合、筋外膜とする方がより適切かもしれませんが、ここでは深筋膜とします。

（1）表層筋と深層筋の分類
　①表層筋
　筋肉隆々のアスリートやボディビルダーをイメージしてもらうと分かりやす

いですが、外観からでも見えやすい体の表面に近い筋肉です。ここでは、最表層の筋肉を表層筋とします。比較的多関節筋であることが多く、素早い動きや大きな力を発揮する時に使われます。

　表層筋の代表例：僧帽筋、三角筋、脊柱起立筋、腹直筋、大殿筋など

　②深層筋

　外観からは見えず、一般には馴染みのない筋肉です。ここでは殿部のように多層になっている部位では最表層より深部にあり、表面から直接触れることができない筋肉をすべて深層筋とします。殿部を例に挙げると、深層筋は小殿筋を指します。多くの深層筋は単関節筋で、姿勢の保持や関節の安定など持久性に優れていますが、深層になるにつれて意識をするのが難しくなります。

　深層筋の代表例：棘上筋、肩甲下筋、多裂筋、大腰筋、小殿筋など

（2）表層筋の深筋膜へのディープニング

　表層筋の深筋膜は指や手掌の使用でも容易に触れることができますが、深層筋の触診に必要な肘のモニタリングを養うために、ここではまずわかりやすい浅層筋である最長筋を例に肘を使用したディープニングの基本を説明します。

（3）セッティング

　肘関節90度屈曲位。肩甲帯から指先まで全て脱力します。上腕骨頭から肘のコンタクト部位は患者の皮膚に対して垂直よりもやや軽度外転位になるようセッティングします。これにより施術者の肘頭のやや尺側で患者へコンタクトしやすくなります。前腕を脱力することで肘関節は自然に90度弱に保たれるでしょう。

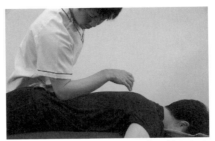

脱力し、肘関節は自然に90度に保たれる

　①　筋の走行に沿って一方向（頭側または尾側）に肘を動かし、施術者と患者双方の皮膚のあそびを取ります。これによりディープニングする際の皮膚のあそびによる不安定性を回避します。

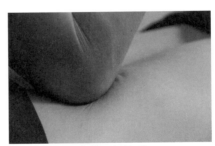

皮膚のあそび

　②　肩甲帯の下制により芯に向かって上腕骨の軸圧を伝えます。この時、施術者の肩甲帯から末梢のみ下制され、体幹や頭の位置はほぼ同じ位置にあります。

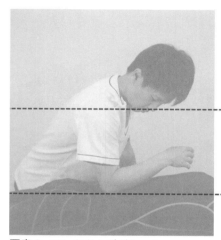 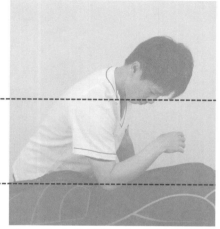

写真3：コンタクトポジション　　　　　ディープニングポジション（肩甲骨下制位）
　　　　（肩甲帯ニュートラル位）

　③　　深筋膜に到達すると抵抗感を感じます。さらにゆっくり深めていき、深筋膜を伸張すると患者はその周囲へ広がるマイルドな重だるさを感じ、『心地よい痛み』と表現します。最長筋は表層筋なのでマイルドな重だるさは比較的少ないです。

（4）深層筋の深筋膜へのディープニング

　深層筋の深筋膜へ到達するには、表層筋の上から触れてそれを通過して深層筋の深筋膜を探し当てる技術が必要になります。ディープニングをしていく過程では、まず皮膚や皮下組織が絡んでこないように、施術者と患者双方の皮膚のあそびをとります。次に表層筋の深さに達したら、表層筋の筋緊張を緩めるために、患者の関節を操作して表層筋の起始と停止を近づけます。

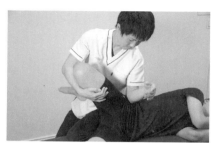

表層筋（中殿筋）をリリースポジション
に保ち深層筋（小殿筋）へ到達させる

　これにより、表層組織の緊張が減少し抵抗感が少なくなるため、その下層に
ある深層筋へ到達するための充分な表層組織のあそび・伸張性を得ることがで
きます。その結果、筋間の輪郭の触知と深層筋へのアプローチをより容易にす
ることが可能となります。

注記・参考文献
１）デジタル大辞泉、小学館

Chapter 6: 芯の捉え方

1．筋肉の芯とは

　筋肉を細かく触診するために、また的確に捉えるためには、筋肉の『芯』について理解する必要があります。まずはテニスボールを例として考えてみましょう。テニスボールを漠然と肘で押してみると滑ってうまく押すことができません。ところが、的確にテニスボールの中心点である『芯』を通って床に向かって垂直に沈めることができれば、ボールが滑ることなくうまく圧力をかけることができます。この原理は筋肉についても同様です。

　テニスボールの中心点を『芯』とすると、筋肉の場合の『芯』とは、筋の真ん中を通る架空の一本の線です。しかしこの線とは、無数の中心点が並んだ一本の集合体と考えます（図1）。この『芯』を物質の質量中心または重心と同等と考えてもらって良いでしょう。

　実際の筋肉の形状はテニスボールのような球状ではなく、楕円形など様々な形状であるため、無数の集合点のうち、どの中心点に向かって沈めるかを見極めなければなりません。また、ボールと違い筋肉は腱や周囲の結合組織で固定されているため、必ずしも垂直に沈めれば良いわけではなく、『芯』に向かってどの方向からアプローチしていくかを判断することも必要となります（これについては後述する『フック』と関わってきます）。

　現時点では『芯』を可視化することはできないため、的確捉えることは、初めは難しいかもしれません。また、『芯』は架空の中心点の集合体であるため、実際には『芯』というものをものさしで図ることもできません。しかし、筋肉に対して安定した圧を継続して与えることができている感覚を得られる部位があります。それこそが、『芯』を捉えたという感覚です。

　『芯』を捉える技術は当技術の５大要素の一つです。この先、深層筋の深筋膜へのアプローチに臨むにあたり、常に『芯』を意識し、捉え続ける必要があります。そうすることにより、より精度の高いアプローチができるようになるでしょう。

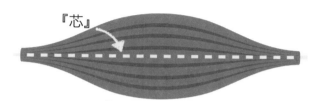

　　　　　　　　　　　　筋の中心軸線を走る
　　　　　　　　　　　　図１：筋肉の芯

２．筋実質へのディープニング

（１）フックに必要な筋実質への到達

　深筋膜に到達できるようになると、次のChapterで学ぶ『フック』を正確に行うために、深筋膜に包まれている筋実質（筋周膜、筋内膜、筋線維）までディープニングする必要があります。深さの目安は、筋の部位および患者の筋量・筋質にもよりますが、感覚的に深筋膜からさらに２〜５mm程度、筋肉の『芯』に向かって深めていきます。深筋膜より深い筋実質は患者の筋量・筋質によりますが、皮下組織に比べて固く抵抗感が強く、より筋実質から押し返しを感じるでしょう。

（２）体重を使わない

　筋実質へのディープニングは垂直方向に対して深筋膜よりも強固に感じるかもしれません。ここでも体重を使うのではなく、これまでと同じように肩甲帯の下制によって『芯』を捉え続けます。体重を使って『芯』を圧迫しようとすると、筋肉の『山の頂上』から滑って転げ落ちてしまいやすく、『芯』の方向

へ圧をかけ続けるための細かい修正ができません。この筋肉の『山の頂上』から転げ落ちてしまうことは患者にとって不快なものであり、時には鋭い痛みを与えてしまいます。また、筋線維を横断する方向へ滑り落ちるため筋へダメージを与える可能性があり、危険です。

（3）軸圧は上腕骨上の直線上に

　軸圧を的確に『芯』に伝えるためには、ディープニングの開始時からアプローチを解除するまで継続的に、上腕骨頭→肘（尺骨のコンタクト部位）→『芯』が同じ直線上になければなりません。ところが、この軸圧を筋実質へ伝える時に、筋実質の固さによる押し返しにより、肩甲上腕関節の角度が内転・外転・屈曲・伸展して（多くは内転）しまうことで軸圧方向が『芯』から逸脱してしまうと、『芯』を的確に捉えることはできません。

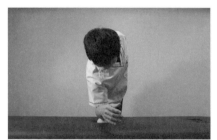

芯を捉えたディープニング1

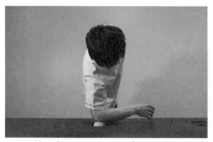

芯を捉えたディープニング2

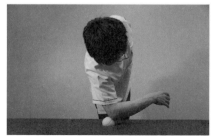

芯が外れたディープニング1

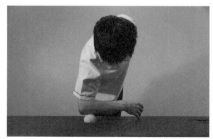

芯が外れたディープニング2

（4）緊急時のリスクを最小限にするには

　患者の安全面においても、体重を使ったアプローチ、言い換えると重心が支持基底面から逸脱し、患者側へ移動した状態でアプローチをしてはいけません。なぜなら、患者が痛みを訴えた時や防御性筋収縮が働いた時に、重心を一旦自分の支持基底面に戻し、それから圧を解除するという２段階の動作が必要になり、圧を解除する時間が遅れてしまうからです。

悪い例

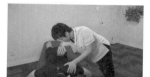 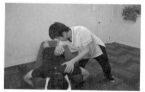 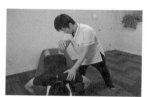

重心が支持基底外　　　　脚幅を広げ重心を戻す　　　三段階目に圧解除と遅れる

　重心が支持基底面内に収まっていれば、瞬時に圧を解除し緊急時のリスクを最小限に抑えることができます。

良い例

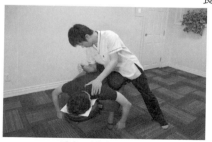 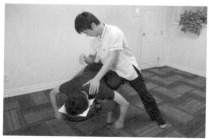

重心が支持基底内　　　　　　　瞬時に圧を解除できる

（5）体重を使うことのリスク

　体重を使うと、筋組織の抵抗感や性状を感じながら徐々にディープニングしていくことができず、必要以上の急な圧がかかってしまう危険性があります。そうすると、その力の延長線上にある組織、例えば下の写真のように腸肋筋や腰方形筋を外側から内側に向かって体重を使って圧を加えた場合、腰椎への剪断力が働き腰椎周辺組織へダメージを与える恐れがあるため、注意が必要です。

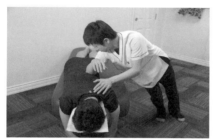

悪い例：体重による圧迫で患者の脊柱が側屈

（6）肩甲骨の操作

　実際の臨床では、深筋膜のどこに滑走制限があるか分からないため、多方向からアプローチして問題部位を詮索し、見つけた制限部位に治療を行います。そのため、一つの筋肉の『芯』に対してさまざまな角度から捉えることができなければなりません。筋肉の『芯』についてもう一度思い出してください。筋肉の『芯』とは、筋肉の中心軸を走る線で、その線は無数の点から成り立っており、その一つの点に対して、様々な角度からのアプローチが可能です。ここで肩甲骨を操作する技術が必要になります。肩甲骨を一定の角度にしか動かすことができなければ、自分の身体の位置を移動させることでアプローチの方向を調節するしかありません。しかし、これでは角度にも限界があり、細かい微調整もできません。そこで、肘のコンタクト部位から近く、比較的自由度の高い肩甲骨を柔軟に使って、アプローチする方向を操作することで、最小限の動

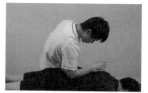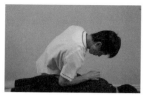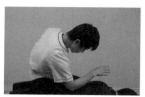

| 肩甲骨下制 | 肩甲骨前傾＋下制 | 肩甲骨後傾＋下制 |

きで角度の微調整が可能になります。軸圧をかける方向は、肩甲骨を柔軟に操作して施術者の上腕骨頭～コンタクト部位の角度を微調節することで定めていきます。

（7）深部の詳細触診を可能にする

　この操作を修得するためには時間がかかるかもしれませんが、練習を重ねるなかで肩甲骨の柔軟性と感覚を養い、『芯』へ向かう方向を調節する技術を修得していく必要があります。目的の筋肉に対し多方向から的確にアプローチができるようになると、深部局所組織の詳細触診へ発展させ、深筋膜の滑走制限や隠れたトリガーポイントの見落としを防ぐことができます。また、筋実質への到達は、深筋膜が伸張されている状態であるため、そのまま待っているだけでも深筋膜のリリースになります。患者は深筋膜が伸張されると、表層筋の深筋膜の伸張に比べて、より重だるい鈍痛が周囲へ放散するとしばしば訴えます。通常触れられたことがない組織のため、慣れない患者は『こんな深い所を触られるのは初めてだから変な感じがする』『くすぐったい感じと痛い感じが混じった感じ』と表現するかもしれません。

（8）施術者が意識すべき筋肉

　『芯』を捉えるには、施術者は自身の身体をコントロールするために、肩甲上腕関節を安定させるローテーターカフ、肩甲帯を操作する前鋸筋、広背筋、小胸筋、体幹を安定させる腹横筋、腹斜筋、腰方形筋などの働きが重要になります。これらの筋肉は、『芯』を捉えるためだけでなく、この後のフックの過

程でも必要となります。

Chapter 7: フック

1. フックとは

　深筋膜を経て筋実質の深さまで到達したら、肘で深筋膜を捉えて伸張させ、滑走制限を改善させる動作へと移っていきます。この時、深筋膜を確実に捉えなければ、肘が深筋膜の上を滑ってしまい効果的に深筋膜を滑走・伸張させることができません。そこで重要となるのが『フック』です。

　『フック』とは、『ディープニング』が目的の筋肉に対して垂直方向に進行するのに対して、『フック』は目的の筋肉に対して水平方向へ進行するアプローチです。換言すると一時的に筋実質の深さまで到達した後に、肘を進行方向の浅部へ向かって深筋膜を下からクイッと引っ掛けるように持ち上げて水平方向へ伸張させる方法です。これがフックをかけるということです。ここでいう進行方向とは、基本的に筋の走行に沿った2方向（例：腸肋筋であれば頭側または足側）です。筋の走行に沿った2方向のうち、どちらか進行しにくい方向（例：腸肋筋であれば頭側への制限が多い）があれば、その方向に制限があるということになります。実際の臨床では制限はどの方向にでも起こり得ますが、ここでは基本となる筋の走行に沿った2方向での説明とします。

（1）制限はどの深さでも起こりうる

　滑走性が低下しているほど深筋膜の制限が強いため、フック部位に引っかかってくる組織が多く、その粘稠性や抵抗感も大きくなります。ここでは深筋膜のフックについて述べていますが、実際の臨床現場では、深筋膜に対してのみではなく、どの深さの組織、どの方向の制限に対してもフックを応用することができます。

50

（2）マッサージとフックの違い

　北米の一般的なマッサージである、スウェーディッシュマッサージの基本は、術者の手で患者の皮膚へ直接コンタクトし、滑剤を用いて皮膚上を滑らせてストロークを行います。それに対してフックは、皮膚へ直接行うこともあれば、衣類の上から行うことも可能で滑剤は使用せずに、患者との皮膚接触面は滑らせず固定させます。ストロークは比較的小さく皮膚が動く範囲内に留まるため、皮膚に『たわみ』が観察できるでしょう。

　目に見えない皮膚下においても、ストローク中にコンタクト部位が滑ってどこまでも進んで行くのはマッサージでありフックではありません。フックはフック部位の進行方向側に深筋膜の制限がかかりそれ以上進行できなくなることで、フックの成功が確認できます。深筋膜は強靭な結合組織であるため、制限のある深筋膜を的確にフックすると、患者の体全体が動くのを観察することができます。

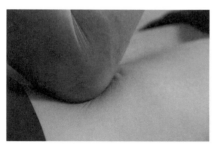
フックは皮膚上にもたわみが見られる

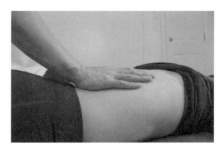
マッサージは皮膚上を滑る

（3）フックは鋭角に

　深筋膜上を滑ってしまわないようにうまくフックをかけるためには、肘の入射角（患者と尺骨または上腕骨のなす角度）が鋭角でなければなりません。入射角を鋭角にするためには、まず肩甲骨で操作しますが、大抵それだけでは不十分です。施術者の肩甲骨の位置が低くなるように支持基底を広くとり膝を曲

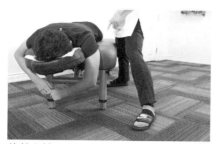

体勢を低くできるよう充分に脚幅をとる

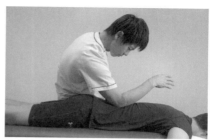

入射角を鋭角にできるよう骨盤後傾と
胸椎屈曲

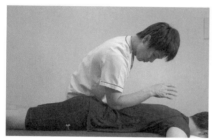

後方フック：尺骨の入射角を鋭角に

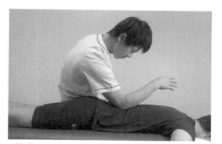

前方フック：上腕骨の入射角を鋭角に

げたり、脊柱を屈曲または骨盤を後傾させたりして調整することが必要となり
ます。

（4）フックによる局所のエンドフィールの質を触診・治療

　深筋膜をフックし滑走制限の方向へストロークを進めていくと、やがて滑走
制限の抵抗によりそれ以上進行できなくなり、同方向へのストロークは止まり
ます。これが滑走制限の最終域です。正常の組織であればフックした後、スト
ロークは大きく進行できますが、制限が強い部位ではフックして滑走し始める
とすぐに最終可動域に到達してしまいます。この滑走制限の最終可動域の質感
（エンドフィール）を調べ、治療を行っていきます。エンドフィールでは、固さ、
抵抗感、粘稠性を感じ取り評価を行います。制限に対して進行方向へフックに
よる伸張刺激を持続すると、次第にエンドフィールが軟らかくなり、滑走制限

の最終可動域が広がるのを感じるでしょう。経験上、この滑走制限の最終可動域の増大を確認できると、Chapter 9 で紹介するモーションパルペーションの動きの中での抵抗感と関節可動域の改善が見られます。

（5）フックによる局所のストローク間の質を触診・治療

　フック後の滑走制限のエンドフィールだけではなく、滑走制限の最終域に到達するまでのストロークの過程で、施術者が感じ取る粘稠性や抵抗感を調べ、治療を行います。エンドフィールの質感の治療の際に伸張刺激を持続させるのに対して、ストローク間の質感の治療ではフックによるストロークを繰り返すことで粘稠性や抵抗感を改善します。経験上、この粘稠性や抵抗感を改善を確認できると、痛みの軽減が見られます。

　現時点ではこれらの組織の抵抗感や性質の変化を計る物差しが存在せず、数値化できないため、施術者が感覚を磨いて評価できなければなりません。

Chapter 8: 治療刺激

１．治療刺激について

　施術者のなかには患者へ痛みの刺激を与えることに抵抗がある人もいるかもしれません。しかし、実際の運動器疾患の機能障害を扱う臨床現場では、軟部組織が原因で痛みを引き起こしていることが多く、軟部組織の滑走システムを回復し痛みを軽減させるにはある程度刺激が必要なケースにしばしば遭遇します。もちろん、患者へ圧痛による精神的不安を与えてはいけません。また、痛みによる防御性筋収縮が働いてしまうと患者と力比べをすることになり、思ったような効果は得られないでしょう。これらを避けながら的確に効果を出すには、いくつかスキルが必要です。これらのスキルを持ち合わせた熟達した施術者は刺激の強弱を的確に使い分け、良い結果を出すことができています。しかし、初学者が行うと良い結果が得られるどころか悪くしてしまうことがあるため、適切な刺激強度と方法を学習する必要があります。痛みを伴う施術には様々な意見があると思いますが、学生時代に学んだ痛みの生理学をもう一度、自身で理解を十分に深めていただき、ここでは現場で患者に安全に受けてもらえるスキルを学ぶ場とします。

（１）適切な刺激とは

　適切な刺激とは受け手側と送り手側の要因によって変化します。患者の感じ方や痛みの許容範囲によっても、施術者が与える刺激の量や種類によっても異なりますが、ここでは患者が痛みによる防御性筋収縮が引き起こされることなく、かつ、痛みによって呼吸が止まってしまわない範囲と定義します。また、痛みを与えることが目的ではないことを忘れないでください。目的は組織の伸

張と滑走制限の改善であり、その伸張刺激（ディープニング）および滑走性を改善させる過程（フック）で、患者の感じ方として多かれ少なかれ痛みを表現するでしょう。

（2）施術者は体をリラックスする

　まず肩の力を抜き、自身が緊張していないことを確認します。施術者の精神的緊張、身体的筋緊張はともに動きの硬さを通して相手にも伝わり、患者は緊張してしまいます。まずは自身がリラックスすることが大切です。慣れないうちは、マッサージや指圧の基本手技である軽擦法を使うのも良いでしょう。軽擦法を使うことで、患者に安心を与えるとともに、施術者にとっては周囲組織の大まかな質感を把握することができる方法の一つでもあります。お互いがリラックスする助けにもなるでしょう。

（3）刺激について

　同じ刺激を与えても人によって痛みの感じ方は様々です。痛みが好きな人もいれば嫌いな人もいます。強刺激が好みで『もっとやって欲しい』と言う人もいれば、少し触れただけでも『痛い』と言う人もいます。強刺激が好みの患者の言いなりになって刺激量を増やすと組織にダメージを与えてしまい、良い結果が出せないかもしれません。一方で、痛がりの患者には、治療効果を出すのに必要な刺激を入れることができないために、良い結果が出せないかもしれません。

（4）痛みの種類

　ここでもう一度、当技術で主な対象となる深筋膜へアプローチする際に、患者に与えても良い痛みの種類とは何か確認します。ディープニングをしていき深筋膜に到達するまでは痛みを与えてはいけません。深筋膜に到達するまでに痛みが生じたとしたら、皮膚や皮下組織を圧迫することによる不必要な痛みと考えます。深筋膜に到達すると抵抗感として触知でき、さらに筋実質に向かっ

てディープニングすると深筋膜が伸張し始めます。この深筋膜が伸張された時に患者にとって痛みの種類は鋭くなく鈍痛であることを確認し、痛みの程度は10のうち3以下が良いでしょう。なぜなら、そこからフックに移行し深筋膜がゆっくり伸張・滑走されるにつれてその痛みの程度が高くなっていくため、患者にとって心身ともに耐えうる種類・強度の痛みでなければならないからです。

　ただし、皮下組織などの浅い組織での制限があり、それをリリースする際は比較的皮膚表面の痛みを感じるでしょう。その際は患者に説明し、皮膚が抓られるような痛みの種類になる旨を伝えるべきです。

（5）痛みのコミュニケーション

　適切な刺激を入れるためには患者とのコミュニケーションも大切になります。これから刺激が入るため、少し痛みを感じるかもしれない旨を事前に伝えます。アプローチをしている最中も、こまめに患者にどのような痛みを感じているのか、痛みの種類・強度を確認する必要があります。心地よい痛みか、鈍痛で周囲に広がるような痛みか、痛いなりにも患者の力が抜けているか、不快ではないか、このまま30秒ほど続けた場合耐えられるか、などを質問します。逆に、鋭い痛み、力が入ってしまう、息が止まってしまうような痛み、そのままの状態で30秒続けられないような痛み、皮膚の痛み、という返答があれば良くない痛みである可能性が高いため、一旦緩めてもう一度やり直すと良いでしょう。

（6）迷ったら弱刺激

　患者の顔の表情や身体の反応にも注意を払い、言葉や息使いなど身体の反応から痛み刺激の情報を得るようよく観察します。また、言葉と身体の反応が一致しない場合は身体の反応を優先するべきです。言葉では「大丈夫」と言っているのに足に力が入って上がってしまっていれば刺激を緩めます。患者は我慢しているつもりはなくても無意識に痛みの反応が身体に現れる場合もあるた

め、刺激を入れる際は細心の注意を払います。強刺激か弱刺激で迷ったときは、弱刺激を選択するべきです。

（7）患者の反応

　的確にディープニングができた時の患者の反応は、表面の痛みや圧迫感はなく、周囲に広がる重だるさや鈍痛のみと表現します。『良い痛みです』、『痛いけど、気持ち良いからもっとやってほしい』、『痛いけど、良くなる感じがするから耐えられる』、『痛いのに、何故だか笑いが止まらない〜（爆笑）』というような反応があります。このように痛みという反応のなかにもポジティブな印象があると、経験上、良い結果に導くことができます。

　逆に『嫌な痛み』、『力が抜けない』、『痛くて耐えられない』などネガティブな印象の場合は良い結果が得られないことが多いため、ディープニングをし直す必要があるでしょう。

（8）施術者の手応え

　的確にディープニングができた時の施術者の手応えは、深筋膜に到達しそれにただ触れているという感覚のみで、患者の体に対して『押す』という感覚は全くなく、患者へ優しく微笑みかけながらコミュニケーションをとる余裕が充分にあるはずです。また、苦痛なくその深さに滞在することができ、引き続き患者と会話しながら深部モニタリングを続け、場合によってはそのまま別の技術を繰り出すことができるでしょう。押すことに一生懸命になってしまい、息が止まり患者と会話ができないとしたら、おそらく適切なディープニングができていないサインで、きっと患者は不快な痛みを感じているはずです。

Chapter 9: 評価

　我々が行なっている日々の臨床でも、学生時代に学んだ整形外科的徒手検査法および関節可動域徒手検査法は基本となります。これらの検査法は、すでに修得しているものとし、ここでは、基本の評価からさらに筋・筋膜を含め、軟部組織の制限部位を絞り出していく方法を説明します。

1．モーションパルペーション（動的触診）

　ここで説明するモーションパルペーションとは、評価を行う際に患部局所に直接触れず、制限がどこに、どの範囲で、どの深さに、どの方向にあるかを、動きの中での抵抗感を評価する方法です。通常の他動的な関節可動域検査とテスト方法は同じですが、この評価の特徴は抵抗感の評価です。関節の最大可動域の確認だけではなく、同時に、最大可動域に達するまでの動きの過程で、軟部組織の粘稠性や抵抗感を評価します。モーションパルペーションを行うことにより、制限の大まかな部位を絞ることができ、次に行う局所の静的触診をより精度の高いものにするための助けになります。また、患者自身痛みの部位がはっきりわからない場合であっても、他動的に動かしていくと患者の痛みが再現する動作の再確認になると同時に軟部組織の制限部位を見つける助けにもなります。

　例えば、坐骨神経痛や椎間板ヘルニアの徒手検査として有名なSLR（下肢伸展挙上）テストでは、下肢を挙上していくなかでSLR陽性の場合の神経根症状の有無以外にも様々な情報を得ることができます。ハムストリングスの硬さによる最終可動域はもちろん、挙上する間の抵抗感により下肢の組織のどのエリアで制限を起こしているのか、その制限の質はどうか、骨盤や健側の下肢の

代償運動はないか、などにより、より細かく調べるべき場所を導き出すことができます。例に挙げたSLRは股関節の屈曲ですが、実際には、症状がある部位から最も近い隣接した関節を各方向へモーションパルペーションを行い、的を絞ったり除外したりして治療ポイントを導き出していきます。現時点ではこの組織の抵抗感や性質の変化を計る物差しが存在せず、数値化できないため、施術者が感覚を磨いて評価できなければなりません。

2．スタティックパルペーション（静的触診）

　動きの中での抵抗感を評価するモーションパルペーションに対して、スタティックパルペーションは患者の関節を動かすことなく患部局所に直接触れて触診します。モーションパルペーションでは特定が難しい細かな局所組織の質感、制限の範囲、深さ、方向をより細かい組織ごとに評価を行います。その組織制限の部位で患者が訴える痛みと同じ痛みが再現されるのであれば、そこが患者の症状を改善する最も重要な部位になることが多く、第一に施術をすべき部位とします。

　患者の痛みを再現する際に、アプローチする部位と患者が訴える痛みのエリアが一致するとは限らず、離れた部位に制限が見つかることも珍しくありません。その離れた制限部位に対して、最も粘稠性や抵抗感が強い方向へフックすると、患者が訴えるエリアに痛みが放散し再現されることもしばしばあります（トリガーポイント）。制限部位を素早く見つけることは技術の見せ所でもあり、その後のセッションを円滑に進めるための大きな助けにもなるでしょう。

　Chapter 3 で紹介したモニタリングはスタティックパルペーションの詳細テクニックになります。

　実際の臨床では、スタティックパルペーションとして、まず手掌や指で行います。指でフックできる浅層組織であればそのまま指でモニタリングへ移行します。指では難しい深層組織は肘によるモニタリングへ移行します。

評価の流れ

① 視診、問診、VAS
② 自動運動による痛みの評価→痛みなし→痛みが出る動作を再現してもらう
③ 整形外科的検査（適応と不適応の見極め、炎症症状の有無の確認含む）
④ モーションパルペーション（動的触診）による組織制限の評価
⑤ スタティックパルペーション（静的触診）による組織の性質・状態の評価

３．再評価

　評価時に陽性であった痛みが出る動作の再現、徒手検査法やモーションパルペーションを再度行い、変化を確認していきます。再評価時にスタティックパルペーションによって滑走制限のエンドフィールを確認することもありますが、患者の症状が改善されているか評価することが目的なので、通常は痛みが出る動作の再現、徒手検査法やモーションパルペーションで再評価を行います。治療が成功すると、痛みの軽減とともに、動きの中での抵抗感の低下、可動域の改善を確認できます。

　実際の体制機能障害を治療するにあたり、局所のみでなく全体の連結、バランスを見る必要がありますが、ここでは割愛します。次のChapter 10 にて、これまで学んできた５つの技術（モニタリング、皮膚のあそび、ディープニング、筋肉の芯、フック）を各筋肉に的確に使い分けられるよう繰り返し練習に励み、技術の精度を高め、日々の臨床に役立てていただければ幸いです。

Chapter 10: *HOOK TECHNIQUE* の実技編

１．ポジションの説明

（１）コンタクトポジション

　ディープニングを始める前段階のポジションです。軽度ストレッチさせることで、表層筋であれば目的となる筋肉、深層筋であれば基準となるその表層にある筋肉を見つけやすくするポジションです。患者へ不快感なく、優しく包み込むように触れ、ここではまだディープニングは行いません。このポジションで圧迫やディープニングしようとすると患者はとても不快なので注意が必要です。

（２）リリースポジション

　目的の筋肉の、起始と停止を近付けた筋肉が弛緩するポジションです。

　表層組織（表層筋含む）を緩ませることで、深層組織へディープニングおよびフックするのに必要な、表層組織が滑走できる充分な『あそび』を作ります。これにより表層組織を傷つけず、つねられたような皮膚の痛みや表層筋の防御性筋収縮などによる不必要な痛みを回避し、目的の筋肉のみへコンタクトしやすくします。

　このポジションで深層筋・筋膜を制限方向へフックしリリースします。

（３）ストレッチポジション

　フックをしっかりと保ったまま隣接した関節を操作し、ストレッチポジションにすることで、フック部位に対して伸張をさらに増強させるアプローチが可能になります。表層筋に対して特に効果的です。

　ただし、フックの精度が低いと目的の組織を的確に伸張できず、効果を出すことができません。精度の高いフックを修得してからストレッチポジションへ応用することでアドバンスドテクニックの効果が格段に上がるようになるでしょう。

（４）リリースポジションとストレッチポジションの使い分け

　一般的にいえば、ストレッチポジションの方がリリースポジションよりも伸張刺激は強くなり即効性も高くなります。しかし、後頭下筋群、多裂筋、小殿筋などの表層筋に覆われていて、リリースポジションでしかコンタクトできない深層筋はストレッチポジションへ移行するよりも、筋肉が緩んだリリースポジションでフックによる伸張刺激を加えたまま筋緊張が緩むのを待つほうが、経験上効果的です。

　＊ストレッチポジションを深層筋に試行しても構いませんが、それを覆う表層筋がストレッチされテントのように張ってくるため、途中から深部筋を触れられなくなります。

2. 後頭骨 - 頚椎間 Occipitocervical Junction

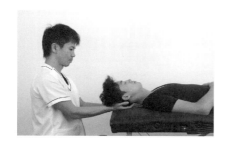

【コンタクトポジション】

　患者の上部頚部を軽度屈曲位にし、両第3・4指で後頭骨-頚椎間へコンタクトします。

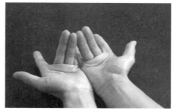

手の型

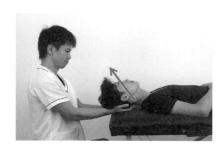

【リリースポジション】

　上部頚椎を伸展方向へ誘導しながら両側の第3・4指のMP関節を屈曲した手の型を使いディープニングします。頭の重みを利用しそのまま筋緊張が緩むのを待ちます。患者がリラックスできるポジションを見つけることが重要です。

　無意識に首肩周りに力が入っていることも多いため、力を抜くよう声をかけると良いでしょう。

【O-C間の離開】

　術者は上肢を固定したまま、体全体を後方へ移動する力を利用して、患者の後頭骨を頚椎から離開するようイメージし軽く牽引します。

3．後頭下筋群　Suboccipitals

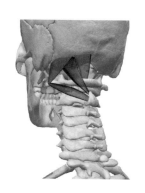

●上頭斜筋

【起始】C1の横突起

【停止】大後頭直筋の少し上外側で後頭骨

【神経支配】後頭下神経

●下頭斜筋

【起始】C2の棘突起

【停止】C1の横突起

【神経支配】後頭下神経、大後頭神経

●大後頭直筋

【起始】C2の棘突起

【停止】小後頭直筋の外側で下項線

【神経支配】後頭下神経

●小後頭直筋

【起始】C1の後結節

【停止】後頭骨の下項線の内側

【神経支配】後頭下神経

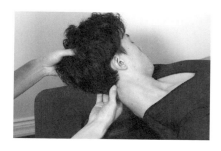

【コンタクトポジション】

　患者の頚部を軽度屈曲位にし、母指で対象の後頭下筋群のうち目的の筋肉にコンタクトします。

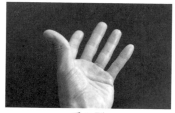

手の型

【リリースポジション】

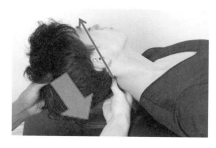

　支え手（左手）で患者の上部頚椎を軽度伸展・同側側屈、下部頚椎を軽度屈曲・対側側屈するように誘導しながら、コンタクトしている母指（右手）は眉間に向かってディープニングを行います。

【フック＆リリース】

　後頭下筋群は深く短い筋肉であるため、ストレッチポジションへ動きを加えるよりもリリースポジションで筋肉が緩んだ位置のままフックし、伸張をくわえたまま筋緊張が緩んでくるのを待つほうが、経験上効果的です。

4．頚部多裂筋　Multifidus

【起始】 第4～7頚椎関節突起
【停止】 2～4椎骨上の棘突起
【神経支配】 脊髄神経後枝

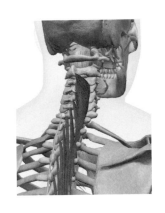

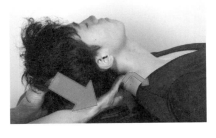

【コンタクトポジション】
　患者の下部頚椎を軽度屈曲位にし、母指で頚部多裂筋にコンタクトします。

【リリースポジション】
　下部頚椎の軽度屈曲位を保ちながら、コンタクト部位である上部頚椎を伸展させると同時に、頚部多裂筋へディープニングを行います。
　支え手（左手）による頭頚部を操作する技術も重要になります。

【フック＆リリース】
　後頭下筋群と同様で、多裂筋は深く短い筋肉であるため、ストレッチポジションへ動きを加えるよりもディープニングポジションで筋肉が緩んだ位置のままフックし、伸張をくわえたまま筋緊張が緩んでくるのを待つほうが、経験上効果的です。

5．斜角筋群　Scalenes

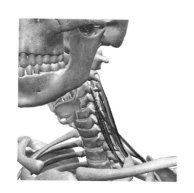

●前斜角筋

【起始】C3 ～ C6（横突起の前結節）

【停止】第1肋骨（斜角筋結節）

【支配神経】頚神経叢

●中斜角筋

【起始】C2 ～ C6（横突起）

【停止】第1肋骨（鎖骨下動脈溝の後方）

【支配神経】頚神経叢

●後斜角筋

【起始】C4 ～ C6（横突起の後結節）

【停止】第2肋骨（上面）

【支配神経】頚神経叢

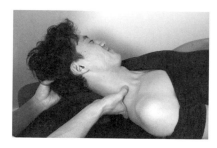

【コンタクトポジション】

　患者の頚部を対側側屈し、母指または四指で斜角筋群へ優しく包み込むように触れます。このポジションでの斜角筋は過敏なため、まだディープニングは行わず優しく触診のみ行うよう注意します。

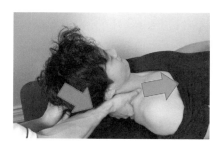

【リリースポジション】

　頚部を屈曲・同側側屈しながら、ディープニングとフックを行います。腕神経叢、鎖骨下動・静脈が近くを通るデリケートなエリアのため練習を重ね、慎重に行いましょう。

　筋肉に対して垂直に押さず、コンタクトポジションからディープニングポジションへ移行するときに、斜角筋と表層組織が緩む方向に沿ってディープニングを行うと患者の不快感を最小限に抑えられます。

　＊腕神経叢にも刺激が入る可能性があるため、患者に一時的に腕に痺れを感じるかもしれない旨を必ず事前に伝えましょう。

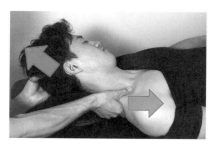

【ストレッチポジション】

　上述したようにデリケートな部位のためフックは浅くし、患者の頚部を対側へ側屈させ、伸張を加えます。

6. 胸鎖乳突筋
Sternocleidomastoid (SCM)

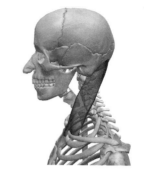

【起始】鎖骨頭：鎖骨内側1/3部
頬骨頭：胸骨柄上部
【停止】乳様突起、後頭骨上項線外側部
【神経支配】副神経

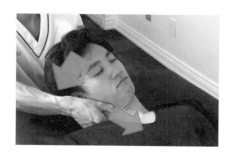

【コンタクトポジション】
　患者の頚部を軽度屈曲・対側側屈させ、胸鎖乳突筋に母指と示指外側を使って摘むような型で優しく包み込むように触れます。

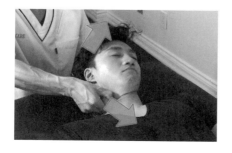

【リリースポジション】
　起始と停止を近づけるよう患者の頚部を軽度屈曲・同側屈曲・対側回旋させながら胸鎖乳突筋を優しくディープニングとフックを行います。胸鎖乳突筋を握り潰さないよう注意しましょう。

【ストレッチポジション】
　ディープニングとフックを保ちながら頚部を伸展・反側側屈・同側回旋させながら伸張します。この時、患者に当筋肉を握り潰す痛みではなく、ストレッチを感じてもらうことがポイントです。

7. 肩甲挙筋　Levator Scapulae

【起始】C1～C4の横突起
【停止】肩甲骨上角
【神経支配】肩甲背神経

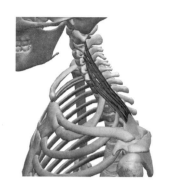

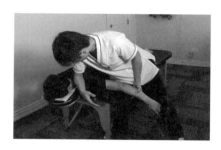

【コンタクトポジション】
　患者の肩を軽度外転させ、肩甲挙筋に対して肘でコンタクトします。

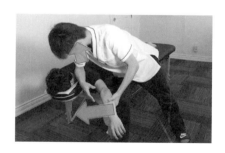

【リリースポジション】
　さらに患者の肩を外転させながら、ディープニングを行います。

8. 僧帽筋　Trapezius

【起始】外後頭隆起、項靭帯、棘突起
　　　　（第7頸椎、第1〜12胸椎）
【停止】肩甲棘、肩峰、鎖骨外側1/3
【神経支配】副神経、第2〜4頸神経

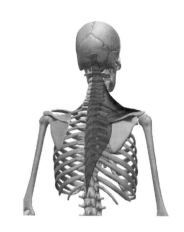

僧帽筋中部

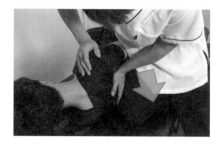

【コンタクトポジション】
　支え手（右手）は患者上腕骨頭前部を手掌全体で、コンタクト手（左手）は肩甲骨内縁上を手根部でコンタクトします。

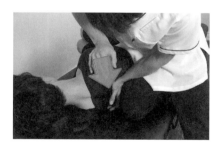

【リリースポジション】
　支え手（右手）で肩甲帯を内転へ誘導し僧帽筋の緩みを作り、内転誘導を続けながら、緩んだ僧帽筋をコンタクト側の手（左手）の手根で脊柱に向かって皮膚の皺を作るように僧帽筋を包み込みながらリリースします。

　＊このエリアは不動により皮膚と皮下組織が癒着しやすいため、運動習慣がない患者は皮膚をつねられているような感じがすると訴えることが多いです。

僧帽筋上部

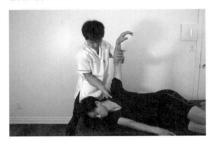

【コンタクトポジション】

　患者の上肢を外転させ、僧帽筋を緩め、母指でコンタクトします。

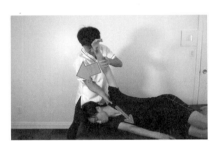

【リリースポジション】

　患者の上肢をさらに外転させながら、筋に対してディープニングとフックを行います。

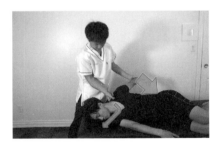

【ストレッチポジション】

　ディープニングとフックを保ちながら患者の上肢を内転・伸展させ、さらに伸張をします。

9．棘上筋　Supraspinatus

【起始】肩甲骨棘上窩
【停止】上腕骨大結節上小面
【神経支配】肩甲上神経

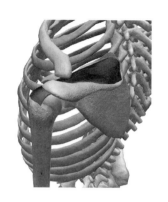

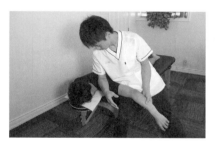

【コンタクトポジション】
　患者の肩関節を軽度外転させ、肘で棘上筋へコンタクトします。

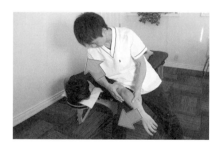

【リリースポジション】
　患者の肩関節を外転させながら、起始部に向かってディープニングとフックを行います。

10. 棘下筋 Infraspinatus /
小円筋 Teres minor

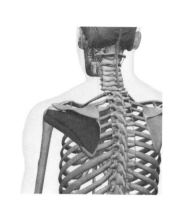

●棘下筋
【起始】肩甲骨棘下窩
【停止】上腕骨大結節中間小面
【神経支配】肩甲上神経

●小円筋
【起始】肩甲骨（外側縁・下角）
【停止】上腕骨（大結節）
【支配神経】腋窩神経

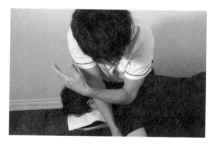

【コンタクトポジション】
　患者の肩関節を軽度屈曲外転位で、棘下筋または小円筋へコンタクトします。

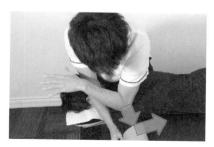

【リリースポジション】
　患者の肩関節を内転・伸展・外旋させながらディープニングとフックを行います。
　＊棘下筋・小円筋は過敏な部位であるため、はじめは制限の少ない方向へフックを行い、患者の反応に応じて制限の多い方向へフックを行うと良いでしょう。

11.　大円筋　Teres major

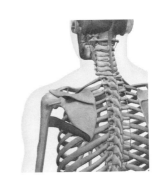

●大円筋

【起始】肩甲骨（外縁側・下角）

【停止】上腕骨（結節間溝 or 小結節稜）

【支配神経】肩甲下神経

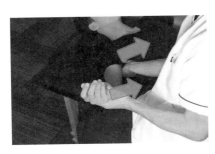

【コンタクトポジション】

　患者の上肢を軽度屈曲・外転させ、母指と四指の指腹でできるだけ当たりを広くし、指尖を使わず腋窩後壁を挟み込むように触れます。くすぐったく不快な部位のため、素早く躊躇なく、かつ優しく広く包み込むようにコンタクトします。

【リリースポジション】

　患者の上肢を内転しながらディープニングとフックを行います。

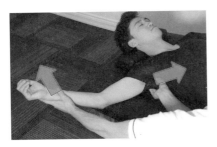

【ストレッチポジション】

　患者の上肢を外転させ、筋に対して伸張をします。

12. 肩甲下筋　Subscapularis

【起始】肩甲下窩
【停止】上腕骨小結節、小結節稜の上部
【神経支配】肩甲上神経

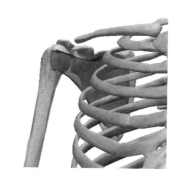

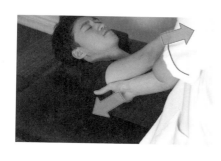

【コンタクトポジション】

　患者の上肢を軽度屈曲・外転させ、4指（示指〜小指）または母指で肩甲下筋へコンタクトする。患者にとってくすぐったく不快な部位のため、素早く躊躇なく、かつ優しくコンタクトします。

【リリースポジション】

　患者の上肢を屈曲・内転・内旋させながらディープニングとフックを行います。

13.　三角筋　Deltoid

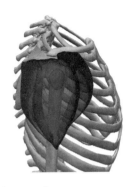

【起始】肩甲骨の肩峰、肩甲棘・鎖骨の外側1/3
【停止】三角筋粗面
【神経支配】腋窩神経

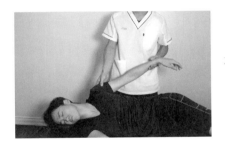

【コンタクトポジション】

　患者の肩関節を軽度外転させ、母指また
は肘で三角筋へコンタクトします。

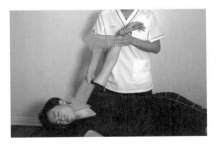

【リリースポジション】

　患者の上肢をさらに外転させながら、
三角筋へ対しディープニングとフックを
行います。

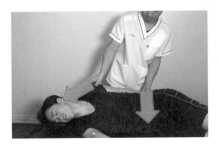

【ストレッチポジション】

　ディープニングを保ちながら、上肢を
伸展・内転させ伸張します。

14. 上腕二頭筋　Biceps brachii

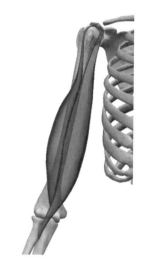

【起始】　長頭：関節下結節
　　　　　外側頭：上腕骨外側面
　　　　　内側頭：上腕骨後面
【停止】　橈骨粗面、尺骨の前腕筋膜
【神経支配】　橈骨神経

遠位端

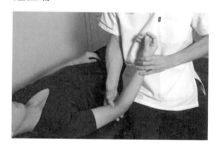

【コンタクトポジション】
　患者の肘を軽度屈曲させ、母指または肘で上腕二頭筋遠位端に対してコンタクトします。

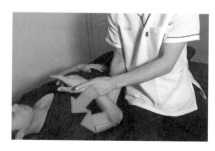

【リリースポジション】
　患者の肘をさらに屈曲させながら、上腕二頭筋の遠位端に対してディープニングとフックを行います。

筋腹

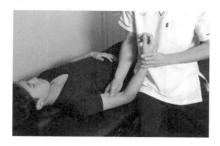

【コンタクトポジション】
　患者の肘を軽度屈曲させ、母指で筋腹に対してコンタクトします。

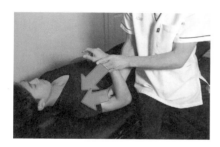

【リリースポジション】
　患者の肘をさらに屈曲させながら、筋腹に対してディープニングとフックを行います。

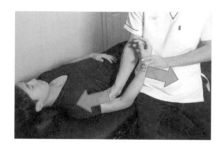

【ストレッチポジション】
　ディープニングとフックを保ちながら、肘を伸展させ伸張します。

15. 大胸筋　Pectoralis major

【起始】鎖骨（内側1/2）、胸骨、肋軟骨、
　　　　腹直筋鞘
【停止】上腕骨大結節稜
【神経支配】内側胸筋神経、外側胸筋神経

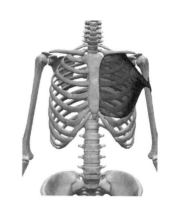

手掌

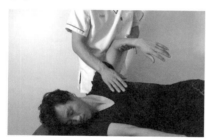

【コンタクトポジション】

　患者の上肢を外転・伸展させ、手掌で
大胸筋に対してコンタクトします。

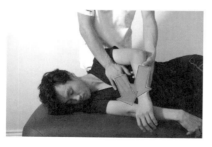

【リリースポジション】

　患者の上肢を内転・屈曲させながら、
大胸筋を胸骨方向に誘導します。浅筋膜
の制限がある時に手掌を用いると良いで
しょう。

肘

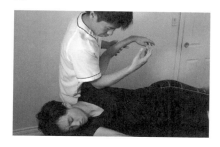

【コンタクトポジション】

　患者の上肢を外転・伸展させ、肘で大胸筋にコンタクトします。

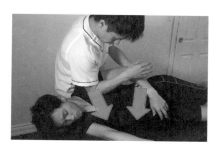

【リリースポジション】

　患者の上肢を内転・屈曲させながら、大胸筋にディープニングとフックを行います。

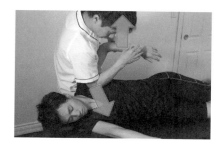

【ストレッチポジション】

　ディープニングとフックを保ちながら、患者の上肢を外転・伸展させて、筋に対してさらに伸張します。

16. 小胸筋　Pectoralis minor

【起始】第三～第五肋骨
【停止】肩甲骨烏口突起
【神経支配】内側胸筋神経、外側胸筋神経

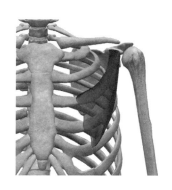

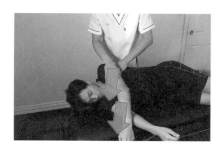

【コンタクトポジション】
　患者の上肢を外転・伸展させ腋窩前壁を確認する。
　腋窩前壁と肋骨の間へ4指（示指～小指）を滑り込ませていき、小胸筋へコンタクトします。

【リリースポジション】
　患者の上肢を内転・屈曲させながら、小胸筋へディープニングとフックを行います。腕神経叢、腋窩動・静脈が近くを通るデリケートなエリアのため練習を重ね、患者に不快感を与えない範囲で慎重に行いましょう。

＊腕神経叢にも刺激が入る可能性があるため、患者に一時的に上肢に痺れを感じるかもしれない旨を必ず事前に伝えましょう。

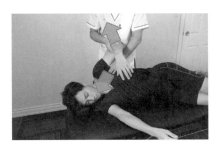

【ストレッチポジション】

　ディープニングを保ちながら、患者の上肢を外転・伸展させ、さらに伸張します。

17. 前腕屈筋群
Flexor muscles of the Forearm

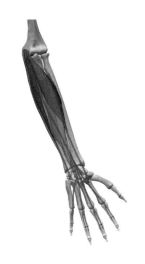

●撓側手根屈筋　Flexor carpi radialis
【起始】上腕骨内側上顆
【停止】第二中手骨底掌側面
【支配神経】正中神経

●長掌筋　Palmaris longus
【起始】上腕骨の内側上顆
【停止】手掌腱膜
【支配神経】正中神経

●尺側手根屈筋　Flexor carpi ulnaris
【起始】上腕頭：上腕骨内側上顆
尺骨頭：肘頭と尺骨後縁の上部2/3
【停止】豆状骨、有鈎骨、第五中手骨
【支配神経】尺骨神経

●浅指屈筋　Flexor digitorum superficialis
【起始】上腕尺骨頭：上腕骨の内側上顆、尺骨の鈎状突起
撓骨頭：頭骨前縁の近位
【停止】第2〜5指骨（中節骨の骨底）
【支配神経】正中神経

●深指屈筋　Flexor digitorum profundus
【起始】尺骨掌側面と骨間膜の上方2/3
【停止】第2〜第5指の末節骨底

【支配神経】正中神経、尺骨神経

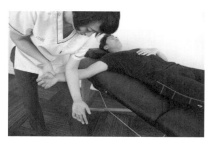

【コンタクトポジション】

　患者の前腕を回外させた状態で術者の大腿部に乗せ、肘で屈筋群のうち目的の筋肉にコンタクトします。大腿部と肘で挟むような型になります。

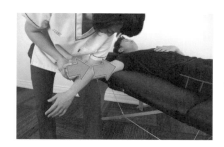

【リリースポジション】

　患者の手関節を掌屈させながら、目的の筋に対してディープニングとフックを行います。

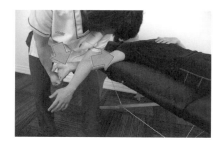

【ストレッチポジション】

　ディープニングとフックを保ちながら、患者の手関節を背屈させ、さらに伸張します。

18. 前腕伸筋群
Extensor muscles of the Forearm

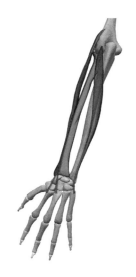

●長橈側手根伸筋　Extensor carpi radiales
　　longus (ECRL)

【起始】上腕骨（外側上顆）

【停止】第2中手骨（骨底背側）

【支配神経】橈骨神経

●短橈側手根伸筋　Extensor carpi radialis
　　brevis (ECRB)

【起始】上腕骨（外側上顆）

【停止】第3中手骨（骨底背側）

【支配神経】橈骨神経

●尺側手根伸筋　Extensor carpi ulnaris (ECU)

【起始】上腕骨頭：上腕骨（外側上顆）

尺骨頭：尺骨（斜線と後縁）

【停止】第5中手骨（骨底背側）

【支配神経】橈骨神経

●指伸筋　Extensor digitorum

【起始】上腕骨（外側上顆）

【停止】第2～5指骨（末・中節骨の骨底）

【支配神経】橈骨神経

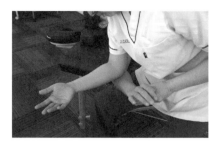

【コンタクトポジション】

　患者の上肢を回内させた状態で、術者の大腿部に乗せ、肘で伸筋群のうち目的の筋肉にコンタクトします。大腿部と肘で挟むような型になります。

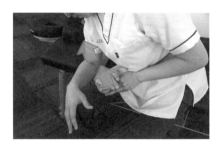

【リリースポジション】

　患者の手関節を背屈させながら、目的の筋に対してディープニングとフックを行います。

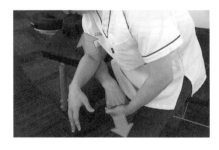

【ストレッチポジション】

　ディープニングとフックを保ちながら、患者の手関節を掌屈させ、さらに伸張します。

19. 脊柱起立筋群　Erector Spinae group

●多裂筋　Multifidus

【起始】C4〜7（関節突起）、胸椎（横突起）、
　　　　腰椎、仙骨、腸骨

【停止】2〜4個上方の棘突起

【支配神経】頸神経、胸神経、腰神経

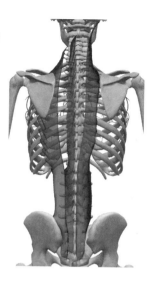

●最長筋　Longissimus

・頭最長筋

【起始】C1〜5（横突起下部）、C4〜7（関節突起）

【停止】側頭骨（乳様突起）

【支配神経】頸神経

・頸最長筋

【起始】T1〜5（横突起）

【停止】C2〜6（横突起）

【支配神経】頸神経・胸神経

・胸最長筋

【起始】L1〜5（横突起）、仙骨（背面）

【停止】胸椎（横突起）、L1〜3（副突起）、全肋骨（肋骨角と肋骨結節の間）

【支配神経】胸神経、腰神経

●腸肋筋　Iliocostalis

・頸腸肋筋

【起始】第1〜6肋骨（肋骨角）

【停止】C4〜6（横突起）

【支配神経】胸神経

・胸腸肋筋

【起始】第 7 ～ 12 肋骨（肋骨角の内側）

【停止】第 1 ～ 6 肋骨（肋骨角）

【支配神経】胸神経

・腰腸肋筋

【起始】仙骨（背面）、腸骨稜

【停止】第 7 ～ 12 肋骨（肋骨角の下縁）

【支配神経】胸神経、腰神経

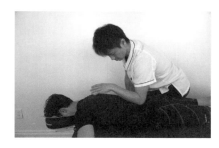

【コンタクトポジション】

　患者の脊柱に対して反対側の脊柱起立筋群のうち目的の筋肉へ肘でコンタクトします。この時、術者の肩関節はやや外転位にしておくことで体重を使うことを防ぐとともに肘頭の尺側でコンタクトすることができます。

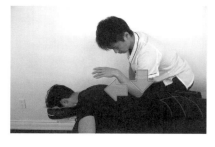

【リリースポジション】

　肩関節やや外転位を保ったまま、体重を使わずゆっくり肩甲帯を下抑し、ディープニングの深さを保ちながら制限方向に対してフックを行います。

　体重を使うまたはディープニングの速度が速すぎることにより患者の防御性筋収縮が働いてしまうと効果の見込みは少ないため、患者をリラックスさせもう一度やり直しましょう。

　このエリアの強靭な深筋膜のフックに成功すると、フックした方向へ患者の体全体が動くのを観察することもあります。

20. 腰方形筋　Quadratus lumborum (QL)

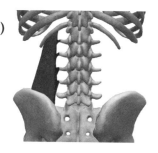

【起始】腸骨稜、腸腰靭帯

【停止】第12肋骨、L1〜4（横突起）

【支配神経】胸神経、腰神経

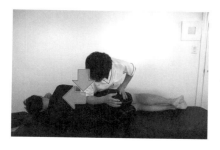

【コンタクトポジション】

　患者の対側の下肢股関節を90°屈曲、膝関節を90°屈曲させ、同側の骨盤を尾側方向に押し下げながら肘で腰方形筋にコンタクトします。

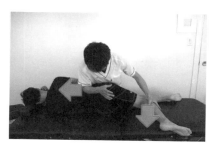

【リリースポジション】

　同側の骨盤を頭側へ押し上げながら制限の方向へディープニングとフックを行います。

【ストレッチポジション】

　フックを保ったまま、患者の同側の下肢の伸展・内転を利用し、同側の骨盤を尾側方向へ引き下げることで腰方形筋のピンポイントストレッチを行います。

21.　外腹斜筋　External Oblique

【起始】第 5 〜 12 肋骨（外面）

【停止】腸骨（外唇）、鼠径靭帯、腹直筋鞘前葉

【支配神経】肋間神経

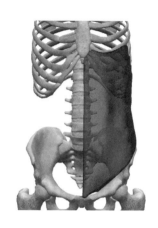

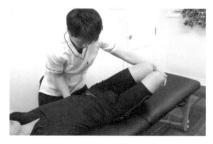

【コンタクトポジション】

　患者の両股関節と両膝関節を屈曲位にします。術者の支え手（左手と左前腕）で挟むように患者の両膝を支え、反対側へ倒しながら外腹斜筋を軽く伸張させます。術者は母指-母指と示指間の水かき-示指をできるだけ広く使い外腹斜筋にコンタクトします。

【リリースポジション】

　患者の揃えた両膝を術者側に引き寄せながらフックします。

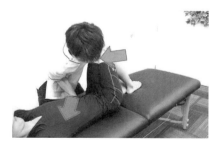

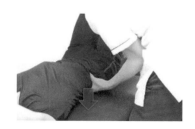

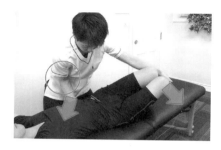

【ストレッチポジション】

　フックを保つために術者は脇を締め上腕-肘を胴体で支え、患者の両膝を反対側へ倒していきます。

　この時にコンタクト面が滑らないようフックを保持し、伸張制限を感じたところから、少し伸張を加えます。

22.　内腹斜筋　Internal Oblique

【起始】腸骨筋膜、腸骨稜、腰筋膜
【停止】第10〜12肋骨、腹直筋鞘、（鼠径鎌）
【支配神経】肋間神経、腰神経

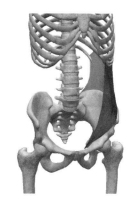

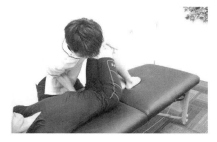

【コンタクトポジション】
　患者の両股関節と両膝関節を屈曲位にします。術者の左手と左前腕で挟むように患者の両膝を支え、術者側へ倒しながら内腹斜筋を軽く伸張させます。
　術者は母指-母指と示指間の水かき-示指をできるだけ広く使い内腹斜筋にコンタクトします。

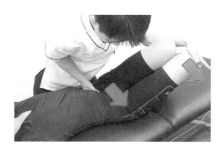

【リリースポジション】
　患者の揃えた両膝を反対側へ倒しながら、内腹斜筋にコンタクトし、ディープニングとフックを行います。

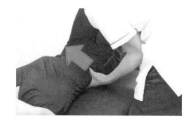

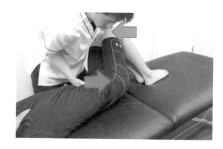

【ストレッチポジション】

　フックを保つために術者は脇を締め上腕-肘を胴体で支え、患者の両足を術者側へ引き寄せます。

　この時にコンタクト面が滑らないようフックを保持し、伸張制限を感じたところから、少し伸張を加えます。

23.　大腰筋　Psoas Major

【起始】 全腰椎の棘突起、第12胸椎
　　　　〜第4腰椎の椎体と椎間円板
【停止】 大腿骨小転子
【神経支配】 腰神経叢

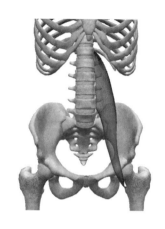

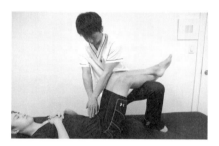

【コンタクトポジション】
　患者の両脚を、治療側の下肢が上にく
るように交差させ乗せる。両四指を重ね
て腹直筋外側縁にコンタクトします。

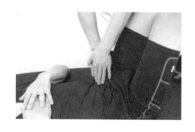

【リリースポジション】
　術者の肩甲帯を下抑させ、重ねた両四
指をゆっくりとディープニングとし、大
腰筋にフックを行います。

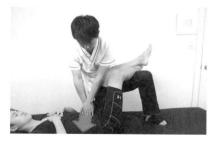

24. 腸骨筋　Iliacus

【起始】腸骨窩
【停止】大腿骨小転子
【神経支配】大腿神経

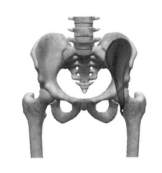

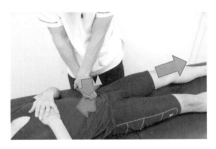

【リリースポジション】

　患者に股関節、膝関節を屈曲してもらい、両四指（示指から小指）を重ね、肩甲帯を下抑し腸骨筋に対しディープニングとフックを行います。

【ストレッチポジション】

　ディープニングとフックを保ちながら、患者へゆっくりと下肢を伸ばすように指示しピンポイントストレッチを行います。

25.　大殿筋　Gluteus Maximus

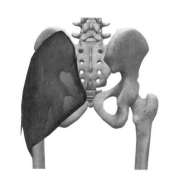

【起始】後殿筋線、仙骨・尾骨（後面）、
　　　　仙結節靱帯
【停止】腸脛靱帯、殿筋粗面
【支配神経】下殿神経

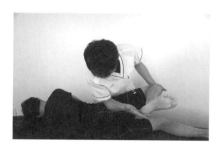

【コンタクトポジション】
　患者の膝と踵を持ち、踵を把持している方の肘で大殿筋にコンタクトします。

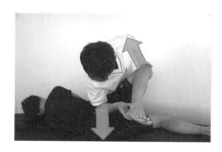

【リリースポジション】
　患者の股関節を外転・外旋方向に動かしながら、起始部へ向かって筋を寄せ集めながらディープニングとフックを行います。

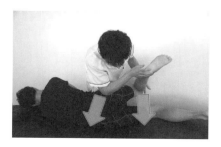

【ストレッチポジション】
　ディープニングとフックを保ちながら、患者の下肢を内転・内旋し、ピンポイントストレッチを行います。

98

26. 中殿筋　Gluteus Medius

【起始】腸骨（前殿筋線と後殿筋線の間）
【停止】大腿骨（大転子外側面）
【支配神経】上殿神経

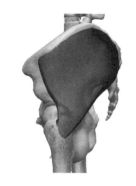

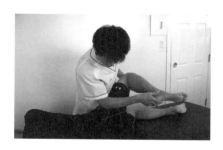

【コンタクトポジション】
　患者の膝と踵を持ち、踵を把持している方の肘で中殿筋にコンタクトします。

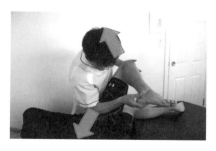

【リリースポジション】
　患者の股関節を外転していきながら、中殿筋に対しディープニングとフックを行います。

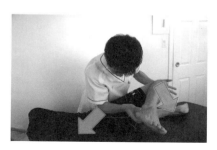

【ストレッチポジション】
　ディープニングとフックを保ちながら、股関節を内転・伸展方向に動かしピンポイントストレッチを行います。

27. 小殿筋　Gluteus Minimus

【起始】腸骨翼の外面で前殿筋線と下殿筋線の間、
　　　　下殿筋線
【停止】大転子の前外側面
【支配神経】上殿神経

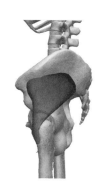

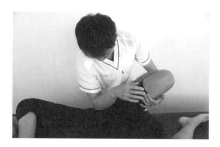

【コンタクトポジション】
　患者の膝関節を屈曲させ、抱え込むように把持し、股関節を軽度外転させ、まず中殿筋にコンタクトします。

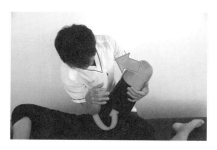

【リリースポジション】
　股関節をさらに外転しながらディープニングを進めると、中殿筋が弛緩するのと同時に、その深層に小殿筋が触知されます。それを確認できたら制限方向へフックを行います。

28. 大腿筋膜張筋
Tensor Fasciae Latae (TFL)

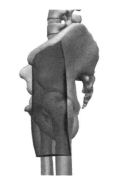

【起始】上前腸骨棘、腸骨稜
【停止】脛骨（外側）
【支配神経】上殿神経

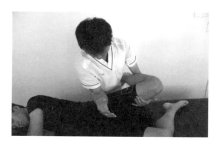

【コンタクトポジション】

　患者の膝関節を屈曲させ、抱え込むように把持し、股関節を外転・内旋させ、大腿筋膜張筋にコンタクトします。

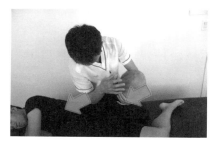

【リリースポジション】

　股関節をさらに外転・内旋・屈曲方向に操作しながら、ディープニングとフックを行います。

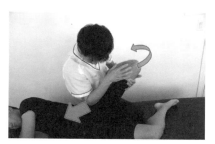

【ストレッチポジション】

　ディープニングとフックを保ちながら、股関節を内転・外旋・伸展させ伸張を加えます。

29.　大腿直筋　Rectus Femoris

【起始】下前腸骨棘、寛骨臼上縁
【停止】脛骨粗面
【支配神経】大腿神経

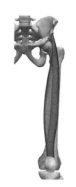

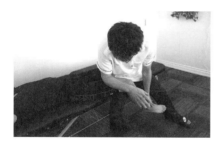

【コンタクトポジション】
　患者の下肢を術者の大腿にのせ、肘で大腿直筋にコンタクトする。この時、患者の大腿は内外旋中間位に保ちます。

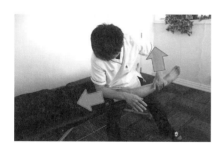

【リリースポジション】
　膝を伸展させながら、大腿直筋に対しディープニングとフックを行います。

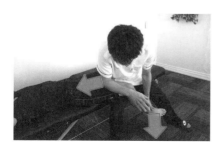

【ストレッチポジション】
　ディープニングとフックを保ちながら、膝を屈曲させ、さらに伸張します。

30. 内側広筋　Vastus Medialis (VM)

【起始】大腿骨の転子間線の下部、大腿骨粗線の内側唇
【停止】脛骨粗面
【支配神経】大腿神経

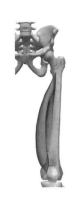

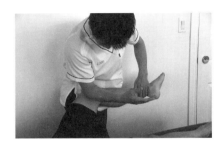

【コンタクトポジション】
　患者の股関節・膝関節を軽度屈曲位にし、肘で内側広筋にコンタクトします。

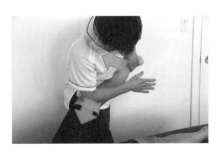

【リリースポジション】
　膝を伸展させながら、内側広筋に対しディープニングとフックを行います。

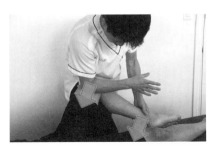

【ストレッチポジション】
　ディープニングとフックを保ちながら膝関節を屈曲させ、内側広筋に対しさらに伸長を加えます。

31. 外側広筋　Vastus Lateralis (VL)

【起始】大転子の外側面、大腿骨粗線の外側唇
【停止】脛骨粗面
【支配神経】大腿神経

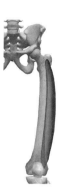

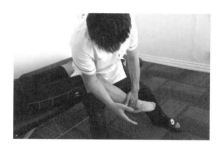

【コンタクトポジション】
　患者の下肢を術者の大腿に乗せ、肘で外側広筋にコンタクトします。この時患者の大腿を軽度内旋位にすると外側広筋にコンタクトしやすくなります。

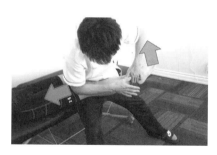

【リリースポジション】
　膝を伸展させながら、外側広筋に対しディープニングとフックを行います。

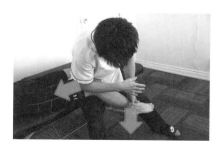

【ストレッチポジション】
　ディープニングとフックを保ちながら膝関節を屈曲させ、筋に対しさらに伸長を加えます。

32. 股関節外旋筋群
Extrnal rotators of the Hip

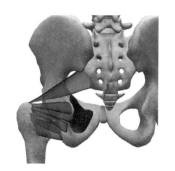

●梨状筋　Piriformis
【起始】仙骨（前面）、大坐骨切痕
【停止】大転子
【支配神経】坐骨神経叢

●上双子筋　Superio Gemellus
【起始】坐骨棘、小坐骨切痕
【停止】大転子
【支配神経】仙骨神経叢

●下双子筋　Inferio Gemellus
【起始】坐骨結節
【停止】大転子
【支配神経】仙骨神経叢

●大腿方形筋　Quadratus Femoris
【起始】坐骨結節
【停止】転子間稜
【支配神経】仙骨神経叢

●内閉鎖筋　Obturator Internus
【起始】坐骨、恥骨（閉鎖孔縁）、閉鎖膜（内面）
【停止】大転子、転子間稜
【支配神経】仙骨神経叢

●外閉鎖筋　Obturator Externus
【起始】恥骨（閉鎖孔縁下部）、閉鎖膜（外面）
【停止】大腿骨（転子窩）
【支配神経】閉鎖神経

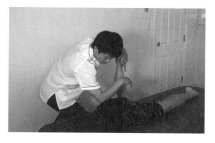

【コンタクトポジション】
　患者の膝関節を屈曲位、股関節を軽度
内旋位にし、肘で外旋筋群のうち目的の
筋肉に対してコンタクトします。

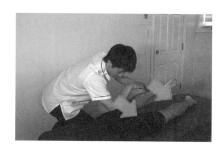

【リリースポジション】
　股関節を外旋させながら、目的の筋に
対してディープニングとフックを行いま
す。

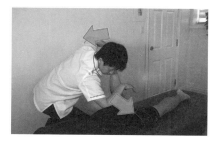

【ストレッチポジション】
　ディープニングとフックを保ちなが
ら、股関節を内旋させ、さらに伸張を加
えます。

33. 股関節内転筋群　Adductor group of the Hip

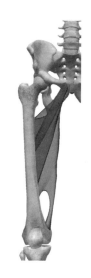

●長内転筋　Adductor Longus
【起始】恥骨結合および恥骨（恥骨稜）
【停止】大腿骨（粗線内側唇）
【支配神経】閉鎖神経

●短内転筋　Adductor Brevis
【起始】恥骨（恥骨結合と恥骨結節の間）
【停止】大腿骨（粗線内側唇）
【支配神経】閉鎖神経

●大内転筋　Adductor Magnus
【起始】坐骨結節、恥骨下枝
【停止】大腿骨（粗線、内転筋結節）
【支配神経】閉鎖神経、脛骨神経

●恥骨筋　Pectineus
【起始】恥骨櫛
【停止】大腿骨（恥骨筋線）
【支配神経】閉鎖神経、大腿神経

●薄筋　Gracilis
【起始】恥骨（恥骨結合の外側縁）
【停止】脛骨（上部の内側面）
【支配神経】閉鎖神経

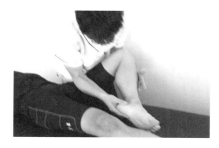

【コンタクトポジション】

　患者の股関節を屈曲外転位、膝関節を屈曲位にし下方から抱え、踵を把持している方の肘を広くあて、患者の内転筋群のうちの目的の筋肉にコンタクトします。

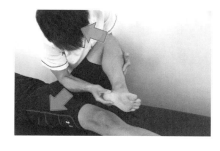

【リリースポジション】

　センシティブなエリアのため、圧迫による痛みを最小限にするために患者の股関節を内転位にし、内転筋を充分に緩ませましょう。圧迫してしまうと患者は鋭い痛みによって受けられないため、慎重にディープニングとフックを行いましょう。

34. ハムストリングス　Hamstrings

●大腿二頭筋　Biceps Femoris
【起始】短頭：大腿骨（粗線外側唇）
長頭：坐骨結節
【停止】腓骨頭
【支配神経】短頭：腓骨神経
長頭：脛骨神経

●半膜様筋　Semimembranosus
【起始】坐骨結節
【停止】脛骨（内側顆）、大腿骨（外側顆）
【支配神経】脛骨神経

●半腱様筋　Semitendinosus
【起始】坐骨結節
【停止】脛骨（上部の内側顆）
【支配神経】脛骨神経

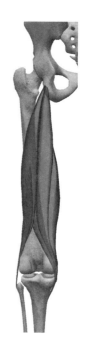

膝によるストリッピングマッサージ（全体）

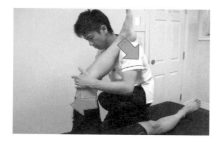

【リリースポジション】
　患者の下腿を膝屈曲位で術者の肩に乗せます。
　術者の手は膝と大腿部に置き、膝でハムストリングスにコンタクトしディープニングします。

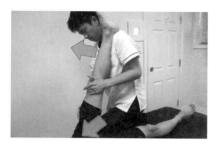

【ストレッチポジション】

　術者は患者の下肢を引き寄せながら膝を伸展させます。この間に術者の膝をハムストリングスに対しディープニングを保ったまま、遠位から近位に向かって滑らせていきます。このテクニックは次に紹介する肘によるフックの前にウォーミングアップとして使用すると効果的です。

肘によるフック（近位）

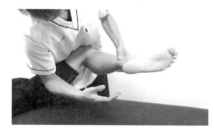

【コンタクトポジション】

　患者の股関節を屈曲・外転位、膝関節を軽度屈曲位で、肘でハムストリングス近位端にコンタクトします。

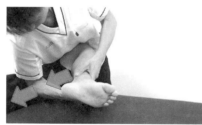

【リリースポジション】

　股関節を伸展・内転、膝関節を屈曲させながら、筋に対してディープニングとフックを行います。

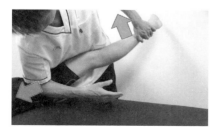

【ストレッチポジション】

　ディープニングとフックを保ちながら、患者の膝を伸展させていき、筋に対してさらに伸長を加えます。

肘によるフック（遠位端）

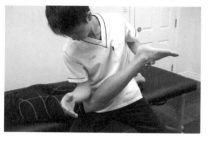

【コンタクトポジション】

　患者の膝を術者の大腿部に乗せ、膝関節を軽度屈曲させ、ハムストリングス遠位端に肘でコンタクトします。

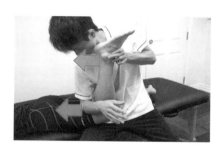

【リリースポジション】

　さらに患者の膝を屈曲させながら、筋に対してディープニングとフックを行います。

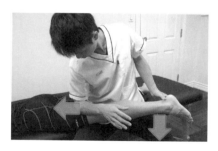

【ストレッチポジション】

　ディープニングとフックを保ちながら、膝を伸展させ、筋に対してさらに伸長を加えます。

35.　腓腹筋　Gastrocnemius

【起始】外側頭:大腿骨（外側顆）
内側頭:大腿骨（内側顆）
【停止】踵骨隆起
【支配神経】脛骨神経

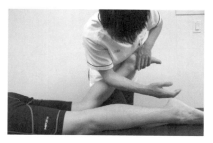

【コンタクトポジション】
　患者の膝関節を軽度屈曲、
足関節を軽度底屈させます。肘というよ
りは前腕を広く使い腓腹筋にコンタクト
します。

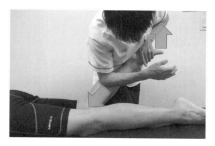

【リリースポジション】
　患者の足関節を底屈させながら近位に
向かってディープニングとフックを行い
ます。

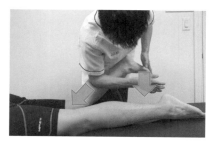

【ストレッチポジション】
　ディープニングとフックを保ちなが
ら、患者の足関節を背屈させ、さらに伸
張します。

36. ヒラメ筋　Soleus

【起始】脛骨（ヒラメ筋線）、腓骨（内側縁、腓骨体）
【停止】踵骨隆起
【支配神経】脛骨神経

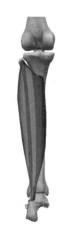

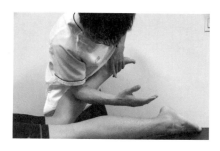

【コンタクトポジション】
　患者の膝関節を軽度屈曲、足関節を軽度底屈し、肘でヒラメ筋にコンタクトします。

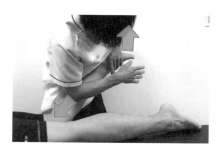

【リリースポジション】
　患者の足関節を底屈させながら近位に向かってディープニングとフックを行います。
　ヒラメ筋は腓腹筋の深層にあるため、足関節の底屈と膝関節の屈曲角度をより大きくし、極力腓腹筋が緩む姿位でディープニングを行います。

37. 前脛骨筋 / 長母趾伸筋 / 長趾伸筋

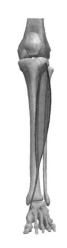

●前脛骨筋
【起始】脛骨（外側面）、骨間膜
【停止】内側楔状骨、第1中足骨基底部
【支配神経】深腓骨神経

●長母趾伸筋
【起始】腓骨内側全面・下腿骨間膜
【停止】足の母末節骨底
【支配神経】深腓骨神経

●長趾伸筋
【起始】恥骨（恥骨結合と恥骨結節の間）
【停止】大腿骨（粗線内側唇）
【支配神経】閉鎖神経

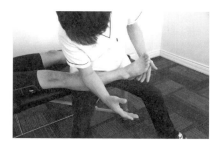

【コンタクトポジション】

　患者の下腿を術者の大腿部にのせ、足関節を軽度背屈位で肘でコンタクトします。術者の大腿部と肘で患者の前脛骨筋、長母趾伸筋または長趾伸筋を挟むような型になります。

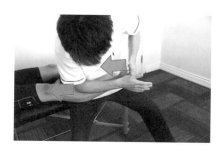

【リリースポジション】

　足関節を背屈させながらディープニングとフックを行います。

　強靭な筋膜に包囲され、それぞれの筋肉の筋腹は小さく転がりやすいため、芯を捉えるのがはじめは難しい部位かもしれません。肘のアプローチの精度を高めることで、繊細にかつ強力に脛骨から前脛骨筋を剥がしたり、筋間を離別したりと自在に操作できるようになるでしょう。

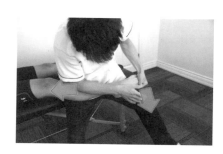

【ストレッチポジション】

　ディープニングとフックを保ちながら、足関節を底屈させ、さらに伸張を加えます。

　スポーツのオーバーユースによる慢性の下腿前方コンパートメント障害の予防としても効果が期待できます。

38.　後脛骨筋　Tibialis Posterior

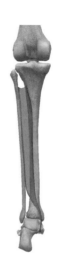

【起始】脛骨（後面）、腓骨（後面）

【停止】舟状骨、楔状骨、立方骨、第2～4中足骨

【支配神経】脛骨神経

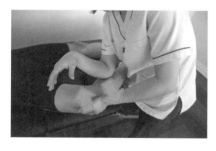

【コンタクト＆ディープニングポジション】

　患者の下肢を外旋、膝関節を屈曲させ、術者の支え手（左手）で膝を下から支え、下腿下部を術者の大腿部にのせ、それより近位の後脛骨筋に肘でコンタクトします。術者の肘と大腿部が患者の足部を挟んで上下同じ位置にあるとディープニングできないので注意が必要です。

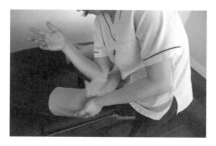

【リリースポジション】

　ディープニングを保ったまま近位に向かってフックを行います。制限が強い患者に行うと、足関節がやや内反するのが観察できます。

116

39. 足底筋膜　Plantar Fascia

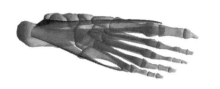

【起始】大腿骨（外側顆の上部）
【停止】アキレス腱内側縁
【支配神経】脛骨神経

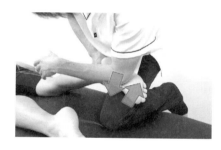

【コンタクト＆ディープニングポジション】

　支え手（右手）で踵骨を後ろ側から把持し固定します。

　患者の前足部を術者の大腿部に乗せ、肘で足底筋膜にコンタクトします。

　術者の肘と大腿部を使って患者足部の縦アーチが増強する姿位、内側であればリスフラン関節を回内、外側であればリスフラン関節を回外させながらディープニングし、術者の肘と大腿部が患者の足部を挟んで上下同じ位置にあると縦アーチを増強できないので注意が必要です。

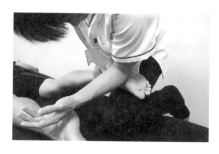

【リリースポジション】

　ディープニングを保ったまま近位に向かってフックを行います。

　制限が強い患者に行うと足趾が軽度底屈するのを観察できます。

おわりに

　本著を最後まで読んで頂き心から感謝申し上げます。患者さんをより良くしたい一心で研鑽を重ね発展してきた当技術は、これまでご教授いただいた先生方・先輩方、必要としてくださるたくさんの患者さん、人生のターニングポイントできっかけを与えてくださった方々、そして、どんな時も優しく見守ってくれる家族の支えがあったからに他なりません。

　最後に、本書の出版にご協力頂きました文化書房博文社、編集に多大な尽力を頂きました岡野洋士氏、著者にマニュアルメディスンの礎を築いてくださった高野台松本クリニック院長　整形外科医　医学博士　松本不二生　先生に心よりお礼を申し上げます。
　また、本書で用いた実技写真の撮影・編集の協力を頂いた、当技術を修得しカナダでRegistered Massage Therapist として活躍する Team J.CARE の田平直美氏（理学療法士）、見目宏氏（柔道整復師）に感謝致します。

　本書では、私の臨床経験をもとに構築したHOOK TECHNIQUEをお伝えするためにこれまで修得してきた自分の「感覚を言語化する」非常に難しいことにチャレンジさせて頂きました。
　まだまだ解明されていない部分については、今後の課題として引き続き研鑽と努力をしていくつもりです。
　皆様からの忌憚のないご意見を賜りたく存じます。
　最後まで読んで頂き、心から感謝申し上げます。

2023年10月　　土川貴之

参考文献

- Rob DeStefano, D.C., with Bryan Kelly, M.D. and Joseph Hooper : MUSCLE MED-ICINE, Fairside, 2009.
- James Earls & Thomas Myers : Fascial Release for Structural Balance, Lotus Publishing, 2010.
- Thomas W. Myers : Anatomy Trains 2nd Edition, Elsevier, 2009.
- Mary Sanderson, Jim Odell : The Soft Tissue Release Handbook, North Atlantic Books, 1st edition, 2014.
- Frank H. Netter, M.D. : ネッター解剖学アトラス 第3版, 南江堂, 2004.
- James H. Clay/David M. Pounds : クリニカルマッサージ, 医道の日本社, 2004.
- Andrew Biel : Trail Guide to the Body 3rd Edition, Books of Discovery, 2005.
- 青木隆明, 林典雄 : 機能解剖学的触診技術 上肢 改訂第2版, MEDICAL VIEW, 2011.
- 青木隆明, 林典雄 : 機能解剖学的触診技術 下肢・体幹 改訂第2版, MEDICAL VIEW, 2012.
- 松本不二生, 沓脱正計 : ASTR, 医道の日本社, 2007.
- Donald A. Neumann : 筋骨格系のキネシオロジー, 医歯薬出版, 2007.
- 吉田篤史 : 筋膜の解剖と病態, 臨床スポーツ医学 第35巻第5号 : 441-442, 2018.
- Stecco C: Deep Fasciae. Functional atlas of the human fascial system, Hammer W ed, Churchill Livingstone, London: 88-91, 2015.
- 小川大輔 : 筋膜の生理と病態, 臨床スポーツ医学 第35巻第5号 : 444-447, 2018.
- Noble PW: Hyaluronan and its catabolic products in tissue injury and repair. Matrix Biol 21: 25-29, 2002.
- 奈良勲, 黒澤和生, 竹井仁 : 系統別・治療手技の展開, 協同医書出版, 2008.

【著者紹介】

土川　貴之（つちかわ　たかゆき）

　J.CARE -Japan Sports Medicine & Wellness Clinic- 代表

　学生時代テニスに励みインターハイ、全日本ジュニア、全日本学生選手権出場。大学卒業後、都内にて鍼灸師、あん摩マッサージ指圧師、柔道整復師国家資格を取得する傍ら、整形外科、鍼灸院、スポーツ整骨院で約 10 年の勤務経験を経て、2011 年カナダ・トロントへ移住。

　カナダ・オンタリオ州登録鍼灸師、マニュアルオステオ

link: J.CARE

パス取得。2014 年トロントに独立開院、2016 年、現在の J.CARE へ移転。多くのトップアスリートも担当し、全米オープンテニス 2022、平昌オリンピック 2018、北京オリンピック 2022 含む国際大会へ専属帯同スポーツ手技療法士としても活動。

徒手療法　HOOK TECHNIQUE

深層筋の滑走制限を的確にフックして痛みと動きの改善を目指す

2023 年 11 月 30 日　初版発行

著者　土川　貴之

発行者　鈴木　康一

●

発行所　株式会社文化書房博文社

〒 112-0015　東京都文京区目白台 1 － 9 － 9

電話 03（3947）2034 ／振替　00180-9-86955

URL: http://user.net-web.ne.jp/bunka/

●

印刷・製本　昭和情報プロセス株式会社

●

ISBN978-4-8301-1332-1 C2047

乱丁・落丁本は、お取り替えいたします。